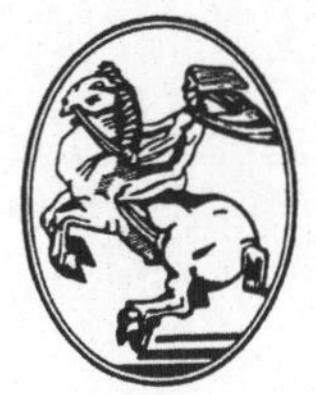

J. Bonelli

Beta-Rezeptoren-Blockade

Klinische Pharmakologie und klinisch-therapeutische Anwendung

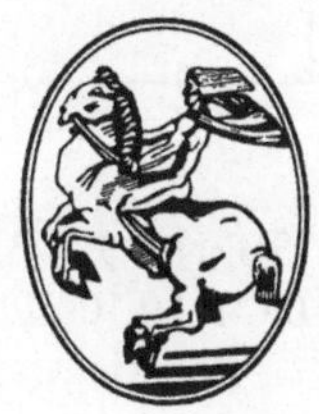

Springer-Verlag
Wien New York

Dr. Johannes Bonelli

Oberarzt an der
I. Medizinischen Universitätsklinik Wien, Österreich
(Vorstand: Prof. Dr. Dr. h. c. E. Deutsch)

Die Wiedergabe von Gebrauchsnamen, Handelsnamen, Warenbezeichnungen usw.
in diesem Buch berechtigt auch ohne besondere Kennzeichnung nicht zu der Annahme,
daß solche Namen im Sinne der Warenzeichen- und Markenschutz-Gesetzgebung
als frei zu betrachten wären und daher von jedermann benutzt werden dürften

Mit 42 Abbildungen

CIP-Kurztitelaufnahme der Deutschen Bibliothek

Bonelli, Johannes:
Beta-Rezeptoren-Blockade : klin. Pharmakologie
u. klin.-therapeut. Anwendung / J. Bonelli. —
Wien, New York : Springer, 1979.
  ISBN-13:978-3-211-81553-3

ISBN-13:978-3-211-81553-3   e-ISBN-13:978-3-7091-8566-7
DOI: 10.1007/978-3-7091-8566-7

Geleitwort

Die Beta-Rezeptoren-Blockade hat sich als ein neues, sehr wirksames Prinzip zur pharmakodynamischen Beeinflussung von Herz und Kreislauf erwiesen. Da sich gezeigt hat, daß dieses Prinzip bei verschiedenen Erkrankungen des Herz-Kreislauf-Systems von praktischer Bedeutung sein könnte, wurden in letzter Zeit zahlreiche Substanzen synthetisiert, die eine betarezeptorenblockierende Wirkung entfalten. Das eingehende Studium dieser neuen Substanzen hat gezeigt, daß sie in ihrem Wirkungsspektrum recht verschieden sind. Es haben sich aufgrund der Wirkungsweise vier Gruppen von Substanzen herauskristallisiert, nämlich kardioselektive mit und ohne intrinsische Aktivität sowie nicht kardioselektive mit und ohne intrinsische Aktivität.

Während diese Substanzen sehr gut im Tierversuch experimentell getestet sind und auch einzelne Wirkungen beim Menschen eine genaue Analyse erfahren haben, so fehlen entsprechende Untersuchungen am Menschen, in denen das Zusammenspiel der gesamten Kreislaufregulation im gesunden und kranken Organismus analysiert worden wäre. Es ist das große Verdienst Bonellis, diesen Mangel erkannt zu haben. Er hat nun versucht, durch systematische Untersuchungen die fehlenden Informationen beim Menschen zu sammeln. Er hat hierzu entsprechende Untersuchungen in Ruhe und unter körperlicher Belastung, bei Rechenstreß und Orthostase durchgeführt und hat die Wirkungen sowohl bei akuter als auch bei chronischer Verabreichung der Substanzen studiert. Im dritten Abschnitt des vorliegenden Werkes wurde die Wirkung der einzelnen Gruppen von Betablockern bei hyperkinetischem Herzsyndrom, koronarer Herzkrankheit, Streß, orthostatischer Kreislaufregulationsstörung und Hypertonie eingehend untersucht.

Die in methodischer Hinsicht sauber und übersichtlich ausgeführten Untersuchungen haben zum vollkommenen Verständnis der Wirkungsweise der Beta-Rezeptoren-Blocker beim Menschen ganz wesentlich beigetragen. Die vorliegende Untersuchung wird sowohl dem praktisch tätigen Arzt als auch dem Experimentator auf dem Kreislaufsektor wesentliche neue Daten vermitteln und die Möglichkeit geben, zur Behandlung der einzelnen Erkrankungen jeweils das bestgeeignete Medikament auszuwählen.

Prof. Dr. Dr. h. c. E. Deutsch

Vorwort

Unter den in den letzten Jahren entwickelten kreislaufaktiven Stoffen nehmen die β-Rezeptoren-Blocker eine hervorragende Stellung ein. Die Besonderheit bei der Verwendung von β-Rezeptoren-Blockern beim Menschen liegt vor allem darin, daß hier insofern ein neuartiges Wirkprinzip in der Kardiologie Anwendung findet, als die Herzaktion nicht stimuliert, sondern gedämpft werden soll. Daraus ergibt sich ein breites klinisches Spektrum der Anwendung bei den verschiedensten Krankheitsbildern, wie coronare Herzkrankheit, Hypertonie, hyperkinetisches Herzsyndrom, Rhythmusstörungen usw.

Wegen der relativ tiefgreifenden Beeinflussung der Hämodynamik verlangt die Behandlung mit β-Rezeptoren-Blockern eine exakte Kenntnis der beim Menschen sowohl durch β-Rezeptoren-Stimulation als auch durch β-Rezeptoren-Blockade ausgelösten Einwirkung auf das gesamte Kreislaufsystem.

Dies um so mehr, als sich im Laufe der klinischen Anwendung von β-Rezeptoren-Blockern gezeigt hat, daß diese nicht nur die ventrikuläre Funktion beeinflussen, sondern auch eine erhebliche Wirkung auf das periphere Kreislaufsystem haben. Es sei in diesem Zusammenhang nur darauf hingewiesen, daß den Hauptindikationsbereich der β-Rezeptoren-Blocker heute die essentielle Hypertonie darstellt.

Die Situation wird noch weiter kompliziert, als in letzter Zeit immer mehr β-Rezeptoren-Blocker auf den Markt kommen, die zumindest im pharmakologischen bzw. tierexperimentellen Modell erhebliche Unterschiede in ihrer Affinität zu den verschiedenen cardialen und peripheren Rezeptoren aufweisen.

Für den klinisch-praktisch tätigen Arzt stellt sich daher die Frage, ob und wie sich derartige pharmakologische Unterschiede auf das gesamte Herz-Kreislauf-System unter den verschiedensten physiologischen Bedingungen auswirken bzw. welche Relevanz derartige Unterschiede für die klinische Praxis haben.

Exakte hämodynamische Untersuchungen zu den eben aufgezeigten Problemen liegen beim Menschen meist nur zu Einzelfragen — im besonderen vor allem zu Veränderungen der ventrikulären Funktion nach β-Rezeptoren-Blockade — vor, kaum jedoch über deren Wirkung auf das Zusammenspiel der gesamten Kreislaufregulation und -gegenregulation.

Bei den vorliegenden Untersuchungen wurde daher von der Grundüberlegung ausgegangen, daß die Wirkung von Medikamenten beim Menschen nicht wie im Tierversuch nur isoliert auf die einzelnen Kreislaufparameter untersucht werden darf, sondern daß auch die indirekten hämodynamischen Auswirkungen auf den Funktionsablauf des gesamten Kreislaufsystems beachtet werden müssen.

Die folgenden Untersuchungen bearbeiten demgemäß die Frage, wie sich eine β-Rezeptoren-Blockade unter experimentellen, normalen und pathologischen Bedingungen beim Menschen auswirkt, wobei auf die hämodynamischen Unterschiede der verschiedenen Klassen von β-Rezeptoren-Blockern und deren Bedeutung für die klinische Praxis im besonderen eingegangen werden soll.

Mein besonderer Dank gilt meinen verehrten Lehrern, Herrn Prof. Dr. Dr. h. c. E. Deutsch für die großzügige und wohlwollende Unterstützung der vorgelegten Studien und Herrn Prof. Dr. G. Hitzenberger, durch dessen freundliche Förderung es möglich war, die Untersuchungen durchzuführen. Weiters gilt mein besonderer Dank meinem Kollegen Herrn Dr. D. Magometschnigg, der mich bei der Konzeption, Durchführung und Bewertung der vorliegenden Arbeit hilfreich unterstützt hat. Ich bedanke mich in besonderer Weise bei Frau Edith Schuster für ihren großen Einsatz bei der Aufarbeitung der Daten sowie bei Frl. Gabriele Fellinger für die gewissenhafte und geduldige Ausarbeitung des Manuskripts. Weiters gilt mein Dank auch Frau Helga Schober, Frl. Maria-Helene Classens und Frl. Brigitte Nikodem für ihre hervorragende Assistenz.

Die Arbeit wurde mit Unterstützung des Fonds zur Förderung der wissenschaftlichen Forschung in Österreich (Projekt-Nr. 2141) durchgeführt.

Wien, im August 1979   J. Bonelli

Inhaltsverzeichnis

EINTEILUNG DER β-REZEPTOREN-BLOCKER

KARDIOSELEKTIV		NICHT KARDIOSELEKTIV	
KEINE INTRINSISCHE AKTIVITÄT	MIT INTRINSISCHER AKTIVITÄT	KEINE INTRINSISCHE AKTIVITÄT	MIT INTRINSISCHER AKTIVITÄT
METOPROLOL (BELOC®) (LOPRESSOR®)	PRACTOLOL (ERALDIN®)	PROPRANOLOL (INDERAL®) (DOCITON®)	ALPRENOLOL (APTIN®)
ATENOLOL (TENORMIN®)	ACEBUTOLOL (SECTRAL®) (PRENT®)	SOTALOL (BETA-CARDONE®) (SOTACOR®)	OXPRENOLOL (TRASICOR®)
	CELIPROLOL (ST 1396)	TIMOLOL (BLOCADREN®)	PINDOLOL (VISKEN®)
	BUNITROLOL (STRESSON®)	NADOLOL (SOLGOL®)	MEPINDOLOL (CORINDOLAN®)
		BUPRANOLOL (BETADRENOL®)	BUFURALOL (RO 4787)

Abkürzungen und Dimensionen

B	= Blutdruck (mmHg)
Bs	= systolischer Blutdruck (mmHg)
Bd	= diastolischer Blutdruck (mmHg)
Bm	= Blutdruckmitteldruck (mmHg)
dp/dt max.	= maximale Druckanstiegsgeschwindigkeit (mmHg/sec)
HF	= Herzfrequenz (Schläge/Min.)
HMV	= Herzminutenvolumen (l/Min.)
Pc	= Pulmonaliscapillardruck (mmHg)
PW	= peripherer Widerstand (dyn $\cdot$ sec $\cdot$ cm^{-5})
SV	= Schlagvolumen (ml)
PRC	= Plasma-Renin-Konzentration (GU $\times$ 10^{-4}/ml)
PA	= Plasma-Aldosteron-Konzentration (ng/100 ml)

Methodik

Hier sollen gleich anfangs diejenigen Methoden besprochen werden, die die Grundlage für die verschiedenen Untersuchungen in der vorliegenden Arbeit gebildet haben und mehrmals in gleicher Weise verwendet wurden.

I. Herzminutenvolumen

Das Herzminutenvolumen (HMV) wurde mittels des Swan-Ganz-Thermodilutionskatheters (Modell-Nr. 93 A-113-7 F) ermittelt [71].

Die Temperaturänderungen wurden mittels einer Wheatstone-Thermodilutionsbrücke registriert und mit einem Goertz-Schreiber (Modell-Nr. RE 512) aufgezeichnet. Zur Berechnung der Daten wurden jeweils Mittelwerte aus 3 Messungen verwendet.

II. Pulmonaliscapillardrücke, Drücke im rechten und linken Ventrikel, periphere Drücke

Sämtliche Drücke wurden kontinuierlich mittels eines Stathamstraingauge-Transducers (Modell-Nr. MA 5123-10) blutig gemessen.

Die Pulmonaliscapillardrücke (Pc-Drücke) wurden mit Hilfe des Swan-Ganz-Thermodilutionskatheters (Modell-Nr. 93 A-113-7 F) durch Aufblasen des Ballons in der Pulmonalarterie gemessen. Die Messung der Drücke im rechten Ventrikel erfolgte über einen Swan-Ganz-Ballonkatheter (Modell-Nr. 93/110/5 F).

Die Drücke im linken Ventrikel wurden mit Hilfe eines Cardio-Cath-Teflonkatheters (Modell-Nr. 3245/13) nach der Methode von Grand-Jean gemessen [81].

Der periphere Blutdruck wurde blutig in der Arteria radialis gemessen (Leader-Cath Modell-Nr. 115,12).

III. Kontraktilitätsmessung

Der Kontraktilitätsparameter dp/dt max. wurde über einen Differenzierverstärker der Fa. Liechti-AG (Modell-Nr. 13314331) bestimmt.

IV. Blutdruckmitteldrücke, peripherer Widerstand

Die Blutdruckmitteldrücke (Pc-Drücke, periphere Drücke) wurden durch elektrische Integration ermittelt.

Der gesamte periphere Widerstand (PW) wurde errechnet (Blutdruckmitteldruck durch HMV) und in der Dimension $dyn \cdot sec \cdot cm^{-5}$ ausgedrückt.

V. Registrierung

EKG (V2, V4, V5), die Blutdrücke und Kontraktilitätsparameter wurden auf einem Philips-6-Kanal-Schreiber (Modell-Nr. Cardiopan 576) bzw. auf einem 8-Kanal-Schreiber der Fa. Siemens (Modell-Nr. Mingograf 82) aufgezeichnet.

Für eine Studie wurde immer ein und dasselbe Gerät verwendet.

VI. Isoproterenol-Versuch

Zur Durchführung einer kontinuierlichen Isoproterenol-Infusion wurde eine elektrische Infusionspumpe (Fa. Braun Melsungen, Typ 871,102) mit konstantem Infusionsvolumen pro Zeiteinheit verwendet.

VII. Ergometrie

Die Ergometerbelastung erfolgte auf einem elektrisch gebremsten Fahrradergometer der Fa. Siemens (Modell-Nr. 280) bzw. der Fa. Philips (Modell-Nr. XM 1400/00). Für eine Studie wurde stets nur ein und dasselbe Gerät verwendet.

VIII. Orthostaseversuch

Die Untersuchungen zur hämodynamischen Reaktion unter Orthostase erfolgten auf einem Kipptisch, der händisch zu bedienen war (eigene Konstruktion), und zwar aus der Horizontallage in die Vertikallage.

IX. Untersuchungsbedingungen

Sämtliche Untersuchungen (abgesehen vom Orthostaseversuch) erfolgten in liegender Position bei konstanter Raumtemperatur (21 °C) und unter konstanter relativer Luftfeuchtigkeit (40—60 %).

X. Biochemische Parameter

Plasmareninkonzentration

Die Plasmareninkonzentration [221] und die Plasmaaldosteronkonzentration [69] wurden radioimmunologisch bestimmt. Die Bestimmungen wurden dankenswerterweise im endokrinologischen Laboratorium der I. Medizinischen Universitätsklinik von Prof. Dr. W. Waldhäusl durchgeführt.

Katecholaminbestimmung

Die Katecholaminbestimmung im Harn erfolgte nach der Methode von Euler und Lishajko [68] und wurde freundlicherweise von Frau OA Dr. A. Korn (I. Medizinische Universitätsklinik) durchgeführt.

Die Bestimmung von Adrenalin und Noradrenalin im Plasma erfolgte nach einer radioenzymatischen Methode [104]. Die Bestimmungen wurden dankenswerterweise von Frau Doz. Dr. H. Hörtnagl (Pharmakologisches Institut der Universität Innsbruck) durchgeführt.

Bei allen Bestimmungen wurde darauf geachtet, daß die von einem Probanden stammenden Proben in einem durchgehenden Versuchsansatz aufgearbeitet wurden.

Serum-Kaliumbestimmung

Die Serum-Kaliumbestimmung erfolgte mit Hilfe eines Flammenphotometers der Fa. Eppendorf.

XI. Statistik

Die statistische Auswertung erfolgte mittels des Student-t-Tests für verbundene Stichproben bzw. mit Hilfe des einfachen t-Tests.

XII. Information der Probanden

Alle Probanden bzw. Patienten wurden über das Ziel der jeweiligen Studie vollständig aufgeklärt und gaben eine Einverständniserklärung (schriftlich bei den Probanden, mündlich bei den Patienten) ab.

I. Experimenteller Teil (Isoproterenol-Versuch)

Ahlquist beobachtete bereits 1948 [5], daß verschiedene Katecholamine (Noradrenalin, Adrenalin, Methyladrenalin, Methylnoradre-
nalin, Isoproterenol) an verschiedenen Organsystemen quantitativ und
qualitativ unterschiedlich wirksam sind (Abb. 1).

Daraus schloß Ahlquist auf die Existenz zweier verschiedener
Rezeptoren, nämlich der α- und der β-Rezeptoren.

Im wesentlichen führt die Stimulation der α-Rezeptoren zu
einer vasokonstriktorischen Wirkung, während die Stimulation der
β-Rezeptoren an der glatten Muskulatur zu einer Vasodilatation und
Bronchodilatation führt.

Am Herzen kommt es durch Stimulation der β-Rezeptoren zu
einer Steigerung der Herzfrequenz (HF), der Kontraktilität und der
Reizleitungsgeschwindigkeit. Weiters kommt es unter β-Rezeptoren-
Stimulation zu einer Stoffwechselsteigerung im Sinne einer Glykolyse,
Lipolyse und Reninfreisetzung.

In Abb. 1 sind die wichtigsten Effekte einer β- und α-Rezep-
toren-Stimulation zusammengefaßt.

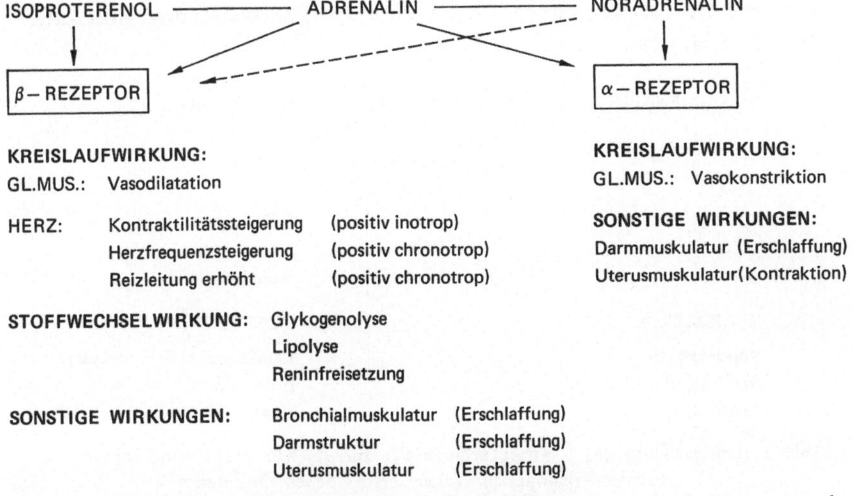

Abb. 1. Wirkung einer Stimulation der α- bzw. β-Rezeptoren durch Isoproterenol,
Adrenalin und Noradrenalin

Noradrenalin hat eine vorwiegende Wirkung auf die α-Rezeptoren, während sich die Wirkung von Isoproterenol vorwiegend auf die β-Rezeptoren beschränkt.

Die Affinität von Adrenalin zu den α- und β-Rezeptoren ist ungefähr gleich groß (Abb. 1)!

Später ergaben weitere Untersuchungen, daß sich die β-Rezeptoren des Herzens offensichtlich von denjenigen unterscheiden, die eine Bronchodilatation und eine Erweiterung der peripheren Gefäße vermitteln [62, 134]. Diese Unterteilung wurde vor allem durch die Entdeckung des sogenannten cardio-selektiven β-Rezeptoren-Blockers Practolol gerechtfertigt.

Mit dieser Substanz konnte zwar die cardiale Wirkung einer β-Stimulation blockiert werden, kaum aber die Wirkung an den Bronchien und an den peripheren Gefäßen [63].

Aus dieser Tatsache wurde geschlossen, daß die β-Rezeptoren weiter unterteilt werden müssen, und zwar in die sogenannten β_1- und β_2-Rezeptoren.

Lands und Mitarbeiter [134] konnten nachweisen, daß die relative Affinität der verschiedenen Katecholamine auch zu den zwei Typen von β-Rezeptoren (β_1-/β_2-Affinitätsquotient) unterschiedlich ist. Noradrenalin hat die größte relative Affinität zu den β_1-Rezeptoren, während Adrenalin die größte relative Affinität zu den β_2-Rezeptoren aufweist.

Folgende Wirkungen wurden den β_1- und folgende den β_2-Rezeptoren zugeordnet (vergleiche auch Abb. 2):

Über die β_1-Rezeptoren soll vor allem die Wirkung auf Kontraktilität und HF vermittelt werden.

Über die β_2-Rezeptoren wird eine Gefäßerweiterung und eine Bronchodilatation erwirkt.

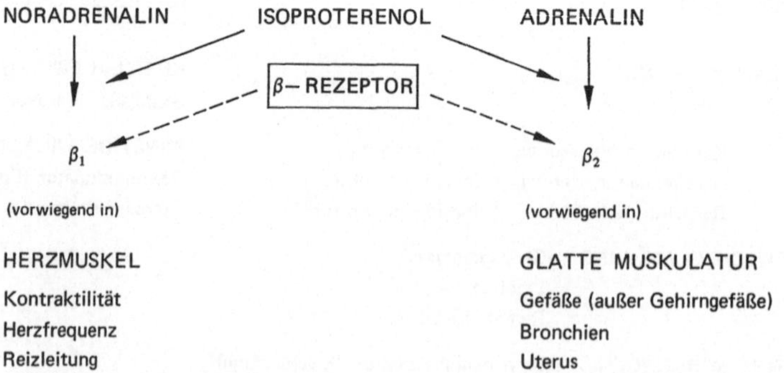

Abb. 2. Unterteilung der β_1-Rezeptoren in β_1- und β_2-Rezeptoren und ihr vorwiegendes Vorkommen in den verschiedenen Organen

Die Lipolyse wird den β_1-Rezeptoren, die Glykolyse und Renin-freisetzung mehr den β_2-Rezeptoren zugeordnet [132].

In neuester Zeit wurde aufgrund von pharmakologischen Unter-suchungen die Vermutung ausgesprochen [45, 46, 1], daß sich die β_1- und β_2-Rezeptoren zwar strukturell unterscheiden, weniger aber be-züglich der Wirkung, die sie vermitteln, d. h., die Stimulation sowohl der β_1- als auch der β_2-Rezeptoren führt grundsätzlich zum selben Effekt (z. B. Anstieg der HF). Allerdings ist die Anzahl der beiden Typen von Rezeptoren in den verschiedenen Organen unterschiedlich. So überwiegen z. B. im Herzen die β_1-Rezeptoren, während in der Bronchialmuskulatur und an den peripheren Gefäßen vorwiegend β_2-Rezeptoren vorhanden sein dürften. Trotzdem dürfte aber auch im Herzen eine gewisse Anzahl von β_2-Rezeptoren vorhanden sein. Wie-weit nun diese β_2-Rezeptoren am Zustandekommen einer cardialen Reaktion bei Sympathikusstimulation beteiligt sind, hängt dann in erster Linie von der relativen Affinität der jeweiligen Agonisten zu den β_1- bzw. β_2-Rezeptoren ab. Die cardiale Reaktion auf Noradre-nalin (die eigentliche Transmittersubstanz im sympathischen Neuron) dürfte wohl in erster Linie das Ergebnis einer β_1-Rezeptoren-Stimula-tion sein, einerseits wegen der relativ hohen Konzentration von β_1-Rezeptoren am Herzen, andererseits aber auch wegen der selektiven Affinität von Noradrenalin zu den β_1-Rezeptoren. Für dieselbe car-diale Antwort dürfte jedoch bei Gabe von Adrenalin eine beachtliche Anzahl von β_2-Rezeptoren beteiligt sein, da Adrenalin eine vor-wiegende Affinität zu den β_2-Rezeptoren hat.

Dieses Konzept basiert im wesentlichen auf der Beobachtung, daß β_1-selektive Rezeptoren-Blocker die cardiale Reaktion auf Noradre-nalin wesentlich stärker (Affinität ausschließlich zu den beschriebenen β_1-Rezeptoren) hemmen können [1] (vergleiche Schema Abb. 2), als die Reaktion auf Isoproterenol (Affinität vorwiegend zu den β_2-Re-zeptoren).

Es sei auch darauf hingewiesen, daß die Arbeitsgruppe Dreyer und Offermeier [62] sowie Brooks und Mitarbeiter [40] aufgrund von pharmakologischen Untersuchungen am isolierten Meerschweinchen-herz Hinweise für die mögliche Existenz verschiedener β_1-Rezep-toren am Herzen gefunden haben, nämlich solche, die die positiv-inotrope, und solche, die die positiv-chronotrope Wirkung vermitteln.

Art und Verteilung der verschiedenen Rezeptoren scheint jedoch von Spezies zu Spezies sehr verschieden zu sein [6]. Man kann daher nicht ohne weiteres Rückschlüsse von Versuchstieren auf die Verhält-nisse beim Menschen ziehen.

Beim Begriff des Rezeptors handelt es sich im pharmakologischen Sinn um chemisch besonders strukturierte Teile der Zellmembran von

Molekülgröße, welche aufgrund ihrer physikalisch-chemischen Eigenschaften mit den Molekülen von bestimmten körpereigenen oder körperfremden Stoffen in Interaktion treten können. Eine einfache und in mancher Hinsicht brauchbare Modell-Vorstellung für die Interaktion zwischen Rezeptor und Wirkstoff ist der Vergleich des Rezeptors mit einem Schloß und des Wirkstoffs mit einem dazu passenden Schlüssel. Damit der Wirkstoff mit dem Rezeptor überhaupt in Beziehung treten kann, muß er eine Affinität zum Rezeptor besitzen. Daß er andererseits aber die für den Rezeptor charakteristische biologische Reaktion auslösen kann, muß er außerdem eine eigene Wirkung (intrinsische Aktivität) aufweisen. In der Abb. 3 ist ein Modell für die Interaktion zwischen Rezeptor und Wirkstoff schematisch dargestellt (nach Saameli) [174].

Ein Molekül, welches bezüglich Affinität und intrinsischer Aktivität den Eigenschaften des Rezeptors optimal entspricht, kann als idealer Agonist bezeichnet werden. Im Fall der β-Rezeptoren sind dies, wie erwähnt, Isoproterenol bzw. Adrenalin.

Nun ist aber das Vorhandensein einer intrinsischen Aktivität für die primäre Interaktion zwischen Rezeptor und Wirkstoff, d. h. für die Besetzung eines Rezeptors, nicht erforderlich. Mit anderen Worten: Ein Rezeptor kann von einem Molekül belegt sein, welches zwar Affinität zum Rezeptor, jedoch keine intrinsische Aktivität besitzt (vergleiche Schema in Abb. 3). Ein solches Molekül wird, wenn es eine hohe Affinität zum Rezeptor aufweist, anderen Molekülen, die nebst Affinitätseigenschaften auch intrinsische Aktivität besitzen, den Zugang zum Rezeptor verlegen und kann als *Antagonist* oder *Rezeptorblocker* bezeichnet werden.

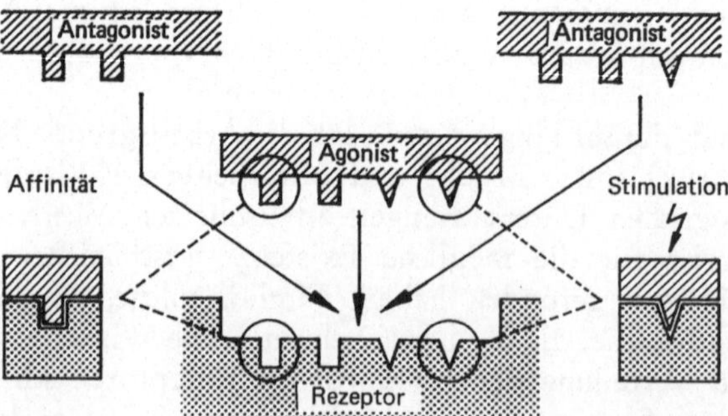

Abb. 3. Modell für die Interaktion zwischen Rezeptor und Wirkstoff nach Saameli

Das Charakteristische einer β-Rezeptoren-Blockade liegt nun darin, daß die Wechselwirkung des blockierenden Pharmakons mit dem Rezeptor reversibel ist und durch eine Konzentrationssteigerung des Agonisten im Sinne des Massenwirkungsgesetzes ausgeschaltet werden kann.

Auf diese Eigenschaft des sogenannten „kompetitiven" Wirkungsmechanismus bei einer β-Rezeptoren-Blockade soll vor allem im folgenden Teil dieser Arbeit eingegangen werden.

1. Hämodynamik einer β-Rezeptoren-Stimulation

Der hämodynamische Effekt einer β-Rezeptoren-Stimulation mit Isoproterenol wurde zwar von einigen Autoren untersucht [219, 59, 92, 122, 100, 178, 131, 228], eine exakte Analyse der hämodynamischen Wirkung einer β-Rezeptoren-Stimulation durch Isoproterenol auf das gesamte Herzkreislaufsystem, insbesondere unter Berücksichtigung einer Dosis-Wirkungsbeziehung, liegt jedoch bisher kaum vor.

Im folgenden soll daher der hämodynamische Effekt einer Isoproterenol-Infusion in steigender Dosierung beim Menschen untersucht werden.

Die Untersuchungen wurden an sechs freiwilligen, männlichen Versuchspersonen im Alter von 25 bis 30 Jahren durchgeführt.

Bezüglich der Methodik sei auf die Einleitung verwiesen.

Nach Einführung des Swan-Ganz-Thermodilutionskatheters in die Pulmonalarterie sowie nach Punktion der Arteria radialis zur arteriellen Blutdruckmessung wurden nach Einhaltung einer Ruhepause die Ruhewerte ermittelt. Dann erfolgte eine Isoproterenol-Infusion beginnend mit 2 μg pro Min. über 5 Min. und anschließender Steigerung auf das jeweils Doppelte bis zum Erreichen einer HF von ca. 120/Min. Bei jeder Isoproterenol-Dosis wurden am Ende der 5. Min. sämtliche hämodynamische Parameter gemessen. In der Abb. 4 sind die Dosis-Wirkungskurven der verschiedenen hämodynamischen Daten ($\bar{x} \pm$ SE) aufgezeichnet.

Entsprechend der β-Wirkung am Herzen kommt es zu einem Anstieg der HF und zu einer Kontraktilitätssteigerung und damit zu einer Zunahme des HMV. Der Widerstand in den peripheren Gefäßen nimmt im Sinne einer β_2-Stimulation ab.

Die strichlierte Linie im linken oberen Teil der Abbildung zeigt das Verhalten des Schlagvolumens (SV). Wie man sieht, steigt das SV bei den niedrigen Isoproterenol-Dosen entsprechend dem Anstieg der Kontraktilität an, sinkt aber bei hohen Dosen wiederum ab.

Diese Reaktion des SV ist erstaunlich, da, wie man deutlich sieht, die Kontraktilität bei 8 μg/Min. weiter zunimmt.

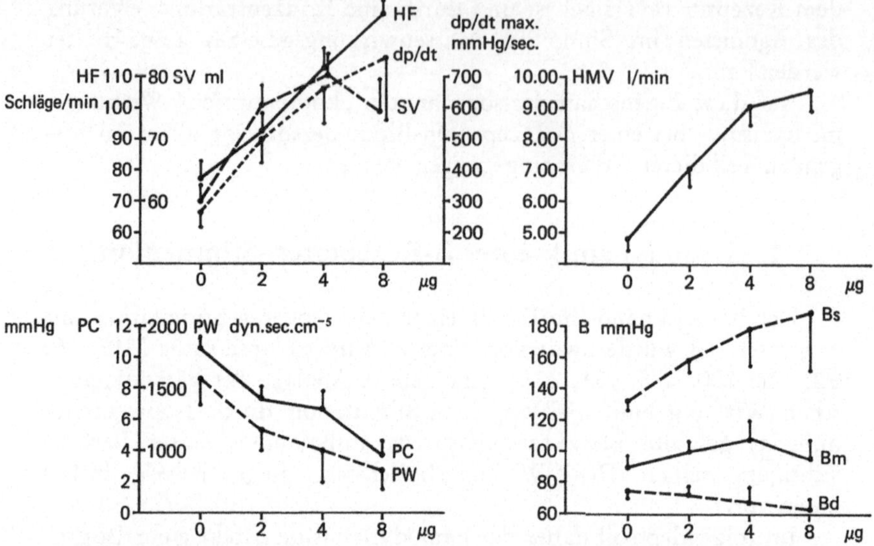

Abb. 4. Dosis-Wirkungskurven für Herzfrequenz (HF), Schlagvolumen (SV), Kontraktilität im rechten Ventrikel (dp/dt max.), peripheren Widerstand (PW), Pulmonaliscapillardrücke (Pc), Herzminutenvolumen (HMV) und Blutdruck (B) bei einer Isoproterenol-Infusion in steigender Dosierung

Theoretisch könnte die Abnahme des SV bei hohen Isoproterenoldosen darauf zurückzuführen sein, daß mit der Beschleunigung der HF die Füllungszeiten des Ventrikels abnehmen. Dies alleine dürfte jedoch in unserer Versuchsanordnung noch keine entscheidende Rolle spielen, da die kritische HF für diesen Mechanismus (bei konstantem venösen Rückfluß) bei 150 Schlägen pro Min. liegt [82], während bei uns das SV schon bei einer durchschnittlichen HF von 120 Schlägen/ Min. abnimmt.

Eine Erklärung für dieses Verhalten des SV bietet sich an, wenn man einen weiteren Kreislaufparameter beachtet, nämlich die Pc-Drücke. Wie man sieht, sinken die Pc-Drücke bei steigender Isoproterenol-Dosis ab. Es erhebt sich die Frage, wie dieser Pc-Druck-Abfall zu erklären ist.

Die Pc-Drücke sind primär ein Maß für den Druck im venösen Kapazitätsgefäßsystem. Der Abfall der Pc-Drücke erklärt sich daher eigentlich relativ einfach dadurch, daß eine β-Rezeptoren-Stimulation nicht nur die arteriellen Gefäße erweitert, sondern auch die venösen Kapazitätsgefäße, was sich in einem Abfall des venösen Druckes und damit der Pc-Drücke manifestiert. Offensichtlich sind auch im venösen Kapazitätsgefäßsystem β_2-Rezeptoren vorhanden, deren Stimulation zu einer Gefäßerweiterung führt. Auf diese Tatsache haben bereits andere Autoren aufgrund von Tierversuchen [95] und aufgrund von experimentellen Untersuchungen beim Menschen [223, 204] hingewiesen.

Kehren wir jetzt wieder zu dem eigenartigen Verhalten des SV zurück. Aus der Physiologie ist bekannt, daß eine SV-Steigerung grundsätzlich durch zwei Mechanismen bewirkt werden kann:

Erstens durch eine Kontraktilitätssteigerung, deren Maß die dp/dt max.-Messung ist.

Der zweite Mechanismus kommt über den sogenannten Frank-Starling-Effekt zur Wirkung [192].

Dieser besagt nichts anderes, als daß die Größe des SV abhängig ist von der Vordehnung bzw. Nachbelastung der Herzmuskelfaser. Durch eine Erhöhung des Zuflusses („preload") nimmt auch die Vordehnung zu, und das SV steigt an, während eine Abnahme des Zuflusses eine Verminderung der Vordehnung und damit eine Reduktion des SV bewirkt. Umgekehrt führt eine Verminderung der Nachbelastung („afterload") durch Blutdrucksenkung zu einer Steigerung des SV.

Die Höhe des SV ist somit immer eine Resultierende aus Vordehnung und Nachbelastung einerseits und Kontraktilität (Inotropie) andererseits.

Unter β-Rezeptoren-Stimulation mit steigender Isoproterenol-Dosis kommt es zwar zu einer Zunahme der Kontraktilität, aber gleichzeitig, wie gezeigt wurde, zu einem Abfall der venösen Drücke (Pc-Drücke), was zu einer Verminderung des venösen Rückflusses und damit zu einer Abnahme der Vordehnung führt.

Bei hohen Dosen von Isoproterenol ist der venöse Rückfluß offensichtlich bereits so gering, daß kein adäquates SV mehr ausgeworfen werden kann. Es kommt daher trotz weiterem Anstieg der Kontraktilität zu einem Abfall des SV.

Es sei hier nur nebenbei erwähnt, daß in dieser Versuchsanordnung die Wirksamkeit des Frank-Starling-Mechanismus beim Menschen sehr schön demonstriert wird.

Zusammenfassend kann somit gesagt werden:

Bei einer β-Rezeptoren-Stimulation wird das SV durch zwei einander entgegengesetzte Mechanismen beeinflußt. Über eine Kontraktilitätssteigerung wird das SV erhöht, über eine Reduktion des Frank-Starling-Mechanismus wird es vermindert. Die Nachbelastung dürfte auf das SV unter β-Rezeptoren-Stimulation insofern keinen Einfluß haben, als der Blutdruckmitteldruck praktisch unverändert bleibt (siehe Abb. 4).

Zusammenfassung

Damit ergeben sich folgende hämodynamische Reaktionsmechanismen, die bei einer β-Rezeptoren-Stimulation zusammenwirken (vergleiche dazu auch Abb. 5):

1. Die β-Rezeptoren-Stimulation am Herzen bewirkt über eine HF- und Kontraktilitätssteigerung einen Anstieg von HMV und systolischem Blutdruck.

2. Über eine Stimulation der β_2-Rezeptoren in den peripheren Gefäßen wird der PW gesenkt, was sich in einem diastolischen Blutdruckabfall manifestiert. Außerdem führt die Erweiterung der venösen Kapazitätsgefäße zu einer Senkung der Pc-Drücke und dadurch zu einem Abfall des SV und zu einer negativen Beeinflussung des HMV.

Letztlich bedeutet dies nichts anderes, als daß die gleichzeitige Stimulation von β_1- und β_2-Rezeptoren über völlig verschiedene Mechanismen zu einander entgegengesetzten Wirkungen führt.

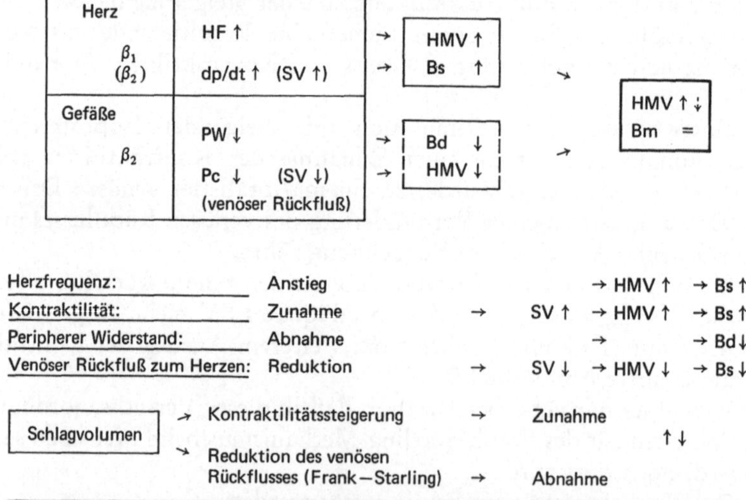

Abb. 5. Schematische Darstellung der Auswirkung einer gleichzeitigen Stimulation der β_1- und β_2-Rezeptoren auf das gesamte Kreislaufsystem

Der dominierende Effekt einer β-Rezeptoren-Stimulation ist sicherlich der Anstieg des HMV und des systolischen Blutdrucks über die Stimulation der cardialen β-Rezeptoren.

Die gleichzeitige entgegenwirkende β_2-Stimulation in der Peripherie kann im Sinne eines Gegenregulationsmechanismus gleichsam als kompensatorische „Notbremse" wirken. Dieser Gegenregulationsmechanismus gilt jedoch auch im umgekehrten Sinn:

Der durch die β_2-Stimulation drohende Blutdruckabfall (Gefäßerweiterung) wird durch die gleichzeitige Stimulation der β-Rezeptoren am Herzen (Anstieg des HMV — Blutdruckanstieg) kompensiert. So kommt es, daß der mittlere Blutdruck bei Stimulation der β-Rezeptoren trotz erheblicher Veränderungen einzelner hämodynamischer Parameter (HF, SV, HMV, PW, venöses Kapazitätsgefäßsystem) praktisch unverändert bleibt.

2. Hämodynamik einer β-Rezeptoren-Blockade

Im Prinzip kann erwartet werden, daß die Wirkung von Isoproterenol auf die besprochenen vier wesentlichen Kreislaufparameter durch β-Rezeptoren-Blocker aufgehoben werden kann. Definitionsgemäß ist aber erst dann der Nachweis einer echten β-Rezeptoren-Blockade erbracht, wenn sich ein kompetitiver Wirkungsmechanismus nachweisen läßt, d. h., die Blockade muß durch Steigerung der Isoproterenol-Dosis im Sinne des Massenwirkungsgesetzes durchbrochen werden können. Es kommt zu einer sogenannten Rechtsverschiebung der Dosis-Wirkungskurven [194].

Anderenfalls könnte es sich ja auch um eine unspezifische Wirkung der Substanz handeln.

Wir haben nun untersucht, inwieweit die Rechtsverschiebung für die verschiedenen hämodynamischen Parameter Gültigkeit besitzt, bzw. wie sich die Rechtsverschiebung in der Zusammenschau der gesamten Hämodynamik darstellt.

A. Nicht selektive β-Rezeptoren-Blocker

Von nicht selektiver β-Rezeptoren-Blockade wird dann gesprochen, wenn die Affinität des β-Rezeptoren-Blockers zu den cardialen β-Rezeptoren ungefähr gleich groß ist wie zu den β_2-Rezeptoren in der Peripherie [111, 110, 62].

Die im folgenden beschriebene Studie wurde an sechs freiwilligen, männlichen, gesunden Probanden im Alter zwischen 25 und 29 Jahren durchgeführt. Die hämodynamischen Daten wurden mit Hilfe der anfangs angegebenen Methodik erhoben. Die Untersuchungen wurden an denselben Probanden zweimal im Abstand von drei Wochen durchgeführt.

Bei jeder Untersuchung erfolgte eine Isoproterenol-Infusion entsprechend der Versuchsanordnung, wie sie unter „Hämodynamik der β-Rezeptoren-Stimulation" besprochen wurde, zuerst ohne Medikation.

Nach Wiedererreichen der Ausgangswerte wurde dann nach einem Randomisierungsplan entweder 0,5 mg Mepindolol-Sulfat (Corindolan®) i.v. oder 15 mg Propranolol (Inderal®) i.v. verabreicht. Diese Dosierungen wurden gewählt, da in Voruntersuchungen an Tier und Mensch eine ungefähre Dosisrelation zwischen Mepindolol-Sulfat und Propranolol von 1 : 30 ermittelt worden war [3]. Bei beiden Medikamenten handelt es sich um nicht cardio-selektive β-Rezeptoren-Blocker. 15 Min. nach abgeschlossener Injektion wurden die hämodynamischen Parameter in Ruhe neuerlich gemessen, danach erfolgte wiederum eine Isoproterenol-Infusion, und zwar wurde die Dosis so lange jeweils um das Doppelte gesteigert, bis die Blockade vollständig durchbrochen worden war, d. h. bis dieselbe maximale HF wie im Kontrollversuch erreicht wurde.

Ergebnisse

Propranolol

In Abb. 6 sind die Dosis-Wirkungskurven vor und nach β-Rezeptoren-Blockade mit Propranolol für die verschiedenen hämodynamischen Parameter aufgezeichnet.

Erwartungsgemäß wird die Wirkung von Isoproterenol auf die HF unter β-Rezeptoren-Blockade mit Propranolol gehemmt. Im selben Ausmaß kommt es auch zu einer Rechtsverschiebung der Dosis-Wirkungskurve für das SV, den PW und für die Pc-Drücke. Die Parallelverschiebung wurde bei allen vier hämodynamischen Parametern ungefähr mit der 16fachen Isoproterenol-Dosis des Kontrollversuchs erreicht. Damit konnte in der vorliegenden Studie nachgewiesen werden, daß der Isoproterenol-bedingte Anstieg von HF und SV sowie der Abfall des PW und der Pc-Drücke durch Propranolol kompetitiv gehemmt werden können. Es handelt sich demnach offensichtlich um die Blockade sowohl der cardialen β-Rezeptoren als auch der peripheren β-Rezeptoren, was der Tatsache entspricht, daß es sich bei Propranolol um einen nicht cardio-selektiven β-Rezeptoren-Blocker handelt. Es sei noch im speziellen darauf hingewiesen, daß sich auch der Blutdruckmitteldruck nach β-Rezeptoren-Blockade mit Propranolol ähnlich stabil verhält wie im Kontrollversuch.

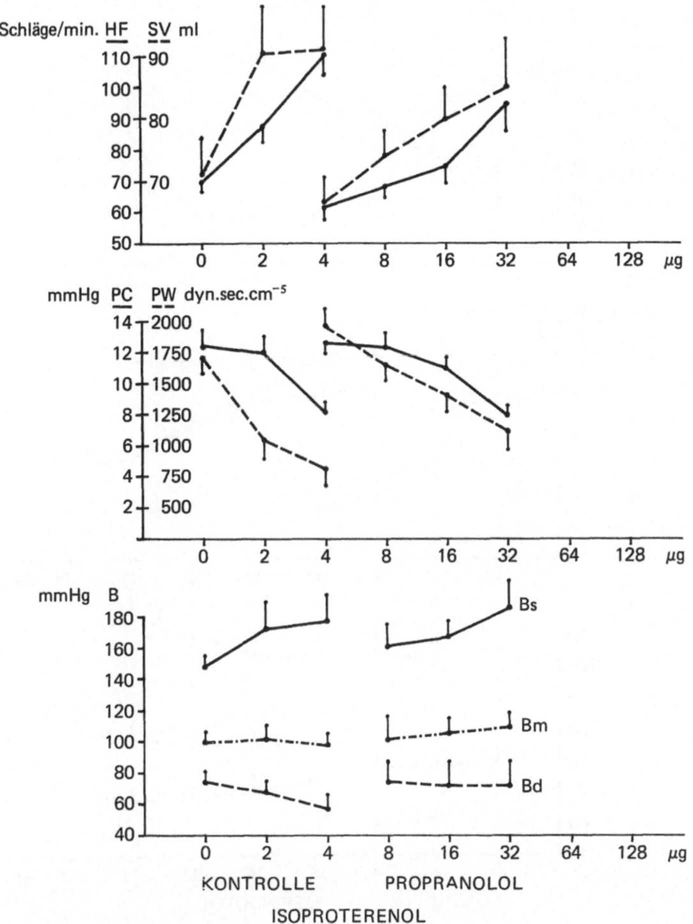

Abb. 6. Dosis-Wirkungsbeziehung einer Isoproterenol-Infusion vor und nach β-Rezeptoren-Blockade mit Propranolol (Inderal®, Dociton®). Die Rechtsverschiebung der Dosis-Wirkungskurven für HF, SV und PW erfolgt im gleichen Ausmaß. Der Blutdruckmitteldruck bleibt dadurch relativ stabil. (Nicht selektive Blockade — hämodynamisches Gleichgewicht)

Mepindolol-Sulfat

Die Abb. 7 zeigt nun bei denselben Probanden die Ergebnisse nach Blockade mit dem nicht selektiven β-Rezeptoren-Blocker Mepindolol-Sulfat. Dabei zeigt sich ein erstaunlicher Unterschied.

Während die Dosis-Wirkungskurven für die HF, den PW und für die Pc-Drücke weit und ungefähr im selben Ausmaß wie bei Propranolol nach rechts verschoben werden, findet man für den SV-Anstieg

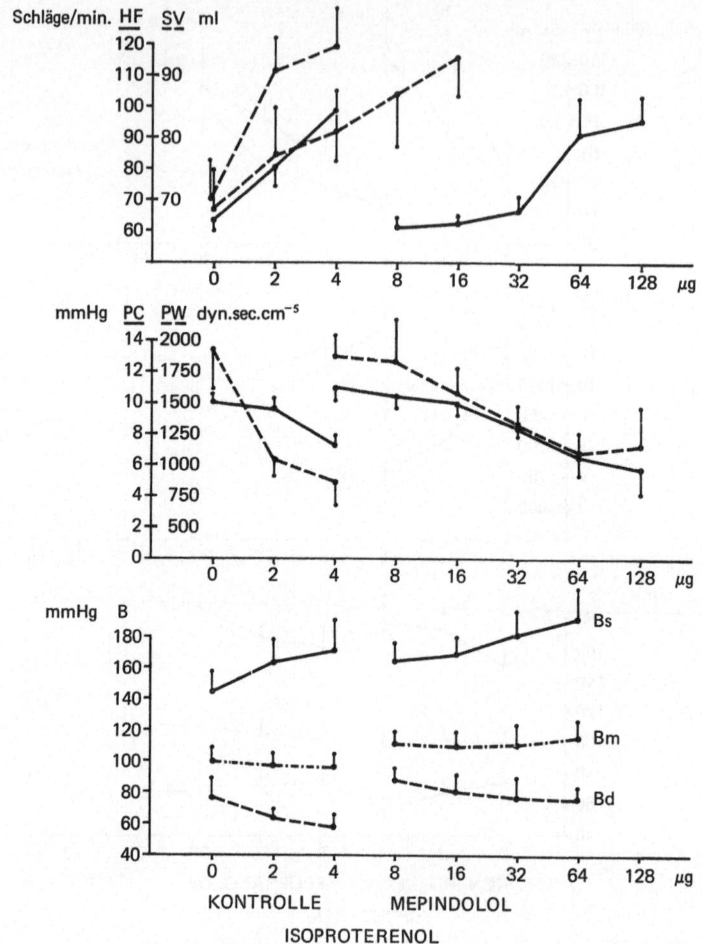

Abb. 7. Dosis-Wirkungsbeziehung einer Isoproterenol-Infusion vor und nach β-Rezeptoren-Blockade mit Mepindolol-Sulfat (Corindolan®): Die Rechtsverschiebung für das SV ist deutlich geringer als für die HF und den PW

nur eine sehr geringe Parallelverschiebung, d. h., die SV- und HF-Kurven dissoziieren unter Mepindolol-Sulfat.

Es erhebt sich natürlich die Frage, wie dieser Effekt zu erklären ist.

Zu diesem Zweck wurde eine weitere Untersuchung an sechs männlichen, gesunden Probanden (Alter zwischen 26 und 29 Jahren) durchgeführt, bei der zusätzlich zu den bisher erwähnten hämodynamischen Parametern noch der Kontraktilitätsparameter dp/dt max. im rechten Ventrikel gemessen wurde. Bei drei Probanden wurde zusätzlich der

Tabelle 1 und 2. *Hämodynamische Daten ($\bar{x} \pm s$) ($n = 6$) bei einer Isoproterenol-Infusion vor und nach β-Rezeptoren-Blockade mit Mepindolol-Sulfat (Corindolan®)*

Tabelle 1

		HMV l/Min.		HF Schläge/Min.		SV ml		dp/dt max. r.V. mmHg/Sek.	
		Kontrolle	β-Blockade	Kontrolle	β-Blockade	Kontrolle	β-Blockade	Kontrolle	β-Blockade
Ruhe	$\bar{x}$	4,83	4,18	77,00	66,83	62,50	62,30	252,80	217,17
	$\pm$ s	0,71	0,80	9,80	8,13	7,12	7,47	100,16	51,94
2 µg	$\bar{x}$	7,13	4,14	93,33	63,33	76,17	65,00	498,83	246,00
	$\pm$ s	1,14	0,88	11,69	8,38	5,38	7,79	159,86	65,93
4 µg	$\bar{x}$	9,13	4,66	112,50	63,50	81,00	72,50	697,50	295,00
	$\pm$ s	1,57	1,18	14,00	9,03	8,12	9,95	307,52	84,02
8 µg	$\bar{x}$	9,66	5,23	130,00	65,33	74,50	78,50	751,25	344,50
	$\pm$ s	1,30	1,32	8,16	9,37	10,66	11,52	432,35	121,18
16 µg	$\bar{x}$	—	5,76	—	68,17	—	83,33	—	415,00
	$\pm$ s	—	1,38	—	9,54	—	12,82	—	150,00
32 µg	$\bar{x}$	—	6,60	—	78,83	—	84,00	—	581,67
	$\pm$ s	—	1,25	—	14,15	—	10,37	—	250,84
64 µg	$\bar{x}$	—	7,25	—	95,00	—	77,17	—	684,83
	$\pm$ s	—	1,54	—	22,36	—	9,24	—	288,29
128 µg	$\bar{x}$	—	8,01	—	116,40	—	68,60	—	825,40
	$\pm$ s	—	1,75	—	22,41	—	4,72	—	345,11
256 µg	$\bar{x}$	—	8,18	—	127,50	—	64,50	—	1049,00
	$\pm$ s	—	0,49	—	10,61	—	9,19	—	444,06

Tabelle 2

	Pc mmHg		Bds mmHg		Bdd mmHg		Bdm mmHg		PW dyn · sec · cm⁻⁵	
	Kontrolle	β-Blockade	Kontrolle	β-Blockade	Kontrolle	β-Blockade	Kontrolle	β-Blockade	Kontrolle	β-Blockade
Ruhe $\overline{x}$	10,77	10,67	131,00	128,67	76,33	79,17	91,83	97,00	1604,00	1927,83
$\pm$ s	1,44	2,16	10,56	16,07	5,13	13,75	10,63	12,36	320,20	526,40
2 μg $\overline{x}$	7,27	10,58	160,33	131,00	72,67	79,50	102,00	96,33	1182,67	1951,00
$\pm$ s	1,63	2,06	21,48	13,43	6,02	12,49	7,56	12,24	297,84	558,58
4 μg $\overline{x}$	6,67	9,97	181,33	138,33	67,50	89,00	107,50	105,17	1000,50	1925,00
$\pm$ s	1,97	1,92	51,75	9,16	13,59	7,13	27,33	6,15	465,00	577,36
8 μg $\overline{x}$	3,90	9,92	192,00	148,00	64,25	88,67	98,25	107,67	832,50	1764,17
$\pm$ s	1,34	2,97	68,57	9,80	12,28	6,77	16,82	5,82	230,24	558,15
16 μg $\overline{x}$	—	9,60	—	163,67	—	89,67	—	113,33	—	1672,33
$\pm$ s	—	2,02	—	15,62	—	6,50	—	8,71	—	518,77
32 μg $\overline{x}$	—	8,50	—	177,50	—	86,33	—	116,33	—	1461,00
$\pm$ s	—	2,26	—	15,44	—	5,28	—	8,02	—	341,00
64 μg $\overline{x}$	—	5,17	—	178,67	—	76,93	—	110,00	—	1265,67
$\pm$ s	—	2,23	—	11,71	—	8,04	—	5,83	—	302,99
128 μg $\overline{x}$	—	3,33	—	179,40	—	68,80	—	105,40	—	1112,80
$\pm$ s	—	1,53	—	26,87	—	11,45	—	12,72	—	356,35
256 μg $\overline{x}$	—	—	—	235,00	—	77,00	—	100,50	—	1222,00
$\pm$ s	—	—	—	28,28	—	4,24	—	28,99	—	121,62

Kontraktilitätsparameter auch im linken Ventrikel gemessen. Bezüglich der Methodik sei wiederum auf die Einleitung verwiesen.

In Tab. 1 und 2 sind sämtliche hämodynamische Daten vor und nach β-Rezeptoren-Blockade mit Mepindolol-Sulfat in Ruhe und im Isoproterenol-Versuch aufgelistet ($\bar{x} \pm s$).

Der Kontrollversuch zeigt wiederum den typischen hämodynamischen Effekt einer β-Rezeptoren-Stimulation mit Isoproterenol. Unter β-Rezeptoren-Blockade mit Mepindolol-Sulfat findet man die typische Blockade für HF, PW, Pc-Drücke, des SV und der Kontraktilitätsparameter im Sinne eines kompetitiven Antagonismus. Das Ausmaß der Parallelverschiebung ist jedoch auch in diesem Versuch für die einzelnen Parameter unterschiedlich.

In Abb. 8 sind die Dosis-Wirkungskurven für SV, HF und Kontraktilität im rechten Ventrikel dargestellt.

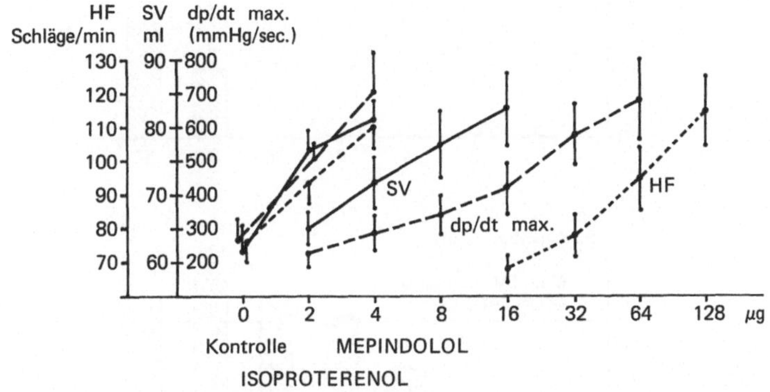

Abb. 8. Dosis-Wirkungsbeziehung für HF, Kontraktilität und SV einer Isoproterenol-Infusion nach β-Rezeptoren-Blockade mit Mepindolol-Sulfat (Corindolan®): Es kommt zu einer deutlichen Dissoziation der Dosis-Wirkungskurven unter Mepindolol-Sulfat

Während die Dosis-Wirkungskurve für die HF weit nach rechts verschoben wird, ist das Ausmaß der Rechtsverschiebung für den Kontraktilitätsparameter und das SV geringer.

Parallel mit dem vorzeitigen SV- und Kontraktilitätsanstieg kommt es auch zu einem vorzeitigen Anstieg der systolischen Blutdrücke (Tab. 2). Dieses Phänomen des vorzeitigen Anstieges findet sich auch, wenn man das Kontraktilitätsverhalten im linken Ventrikel berücksichtigt.

In Abb. 9 ist der Sachverhalt anhand der Ergebnisse aus den Versuchen mit denjenigen drei Probanden, bei denen zusätzlich eine Linksherzkatheterisierung durchgeführt wurde, anschaulich dargestellt (da bereits bei geringem Anstieg der HF die Katheterspitze aus dem linken

Ventrikel geschleudert wird, konnten diese Versuche nur unter β-Rezeptoren-Blockade und damit bei Blockade des HF-Anstieges durchgeführt werden).

Auf der Abszisse sind die einzelnen Stufen der Isoproterenol-Infusion unter Mepindolol-Sulfat-Medikation aufgetragen.

Im oberen Teil der Abb. 9 ist der Anstieg der HF, im mittleren Teil der des SV und im unteren Teil der Anstieg des Kontraktilitätsparameters dp/dt max. im linken Ventrikel zum gleichen Zeitpunkt dargestellt.

Es geht aus der Abbildung deutlich hervor, daß das SV bereits zu einem Zeitpunkt ansteigt, bei dem die HF noch weitgehend blockiert ist. Parallel zum SV-Anstieg kommt es in Analogie zu den Ergeb-

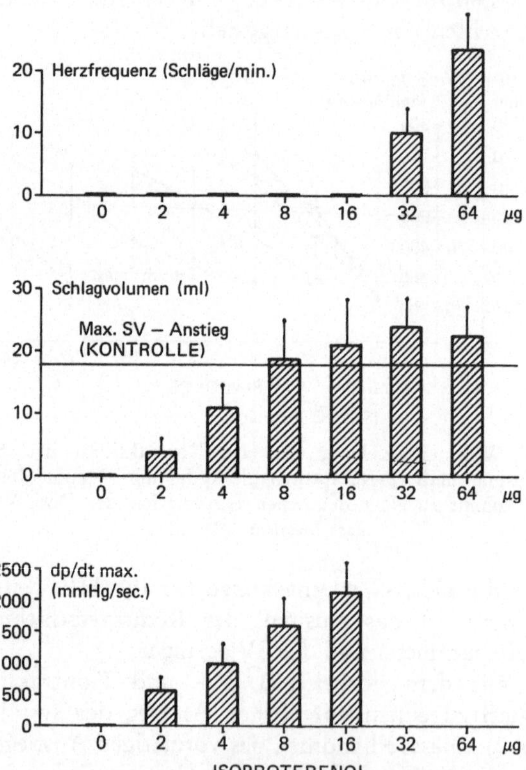

Abb. 9. Anstieg von HF, SV und Kontraktilität (dp/dt max.) im linken Ventrikel unter einer Isoproterenol-Infusion mit steigender Dosierung 15 Min. nach i.v. Verabreichung von 0,5 mg Mepindolol-Sulfat ($\bar{x} \pm$ SE, n = 3): Das SV erreicht seinen Normalwert bereits zu einem Zeitpunkt, bei dem der HF-Anstieg noch vollständig blockiert ist. Parallel mit dem SV-Anstieg erfolgt auch ein Anstieg von dp/dt max. im linken Ventrikel

nissen im rechten Ventrikel zu einem vorzeitigen Anstieg des Kontraktilitätsparameters dp/dt max. im linken Ventrikel. Bei einer Isoproterenol-Dosis von 8 μg/Min. ist bereits die Höhe des SV aus dem Kontrollversuch erreicht (ausgezogene Linie im mittleren Teil der Abbildung). Trotzdem findet man noch kaum eine Wirkung von Isoproterenol auf die HF.

Dieser vorzeitige Anstieg des SV kann prinzipiell durch drei Mechanismen zustande kommen:

1. Durch Erhöhung der Vordehnung (preload) könnte ein SV-Anstieg im Sinne des Frank-Starling-Mechanismus erreicht werden [192], dann allerdings müßte parallel mit dem Anstieg des SV auch ein Anstieg der enddiastolischen Drücke im linken Ventrikel bzw. der Pc-Drücke nachweisbar sein. Dies war jedoch in unserer Versuchsanordnung nicht der Fall. Die Pc-Drücke zeigten eher eine abnehmende Tendenz. In Abb. 10 wurde das Verhalten der Pc-Drücke unter Kontrollbedingungen und nach Mepindolol-Sulfat-Medikation eingetragen. Die linksventrikulären enddiastolischen Drücke blieben bei den drei Probanden, bei denen eine Linksherzkatheterisierung durchgeführt wurde, in der Phase des vorzeitigen SV-Anstieges ebenfalls unverändert (Vorwert 8 ± 2 mmHg; 2 μg: 7 ± 3 mmHg; 16 μg: 8 ± 3 mmHg).

2. Durch eine Reduktion der Nachbelastung im großen Kreislauf (afterload) könnte ebenfalls — im Sinne des Frank-Starling-Mechanismus [192] — eine Erhöhung des SV erreicht werden.

In unserer Versuchsanordnung kann dieser Mechanismus ebenfalls ausgeschlossen werden, da es in der Phase des vorzeitigen SV-Anstieges zu einem Druckanstieg im großen Kreislauf, keinesfalls aber zu einem Abfall des Blutdruckes bzw. der peripheren Widerstände gekommen war. Der Anstieg der systolischen Blutdrücke parallel mit dem vorzeitigen SV-Anstieg ist übrigens ein indirekter Kontrollparameter dafür, daß sich das SV tatsächlich verändert.

3. Da demnach der vorzeitige SV-Anstieg bei konstanter Vordehnung und konstanter Nachbelastung erfolgte, bleibt als Erklärung für dieses Phänomen nur die dritte Möglichkeit, nämlich eine selektive Stimulation der Kontraktilität der Herzmuskelfaser bei noch vollständiger Blockade der HF-Steigerung. Durch die Messung der Kontraktilitätsparameter dp/dt max. im rechten und linken Ventrikel konnte ein direkter Hinweis für diese Hypothese gefunden werden (vergleiche Abb. 9).

Aus diesen Untersuchungen ergeben sich folgende Schlußfolgerungen:

Die herkömmliche Einteilung der β-Rezeptoren in β_1- und β_2-Rezeptoren dürfte die tatsächlichen Verhältnisse auch beim Menschen

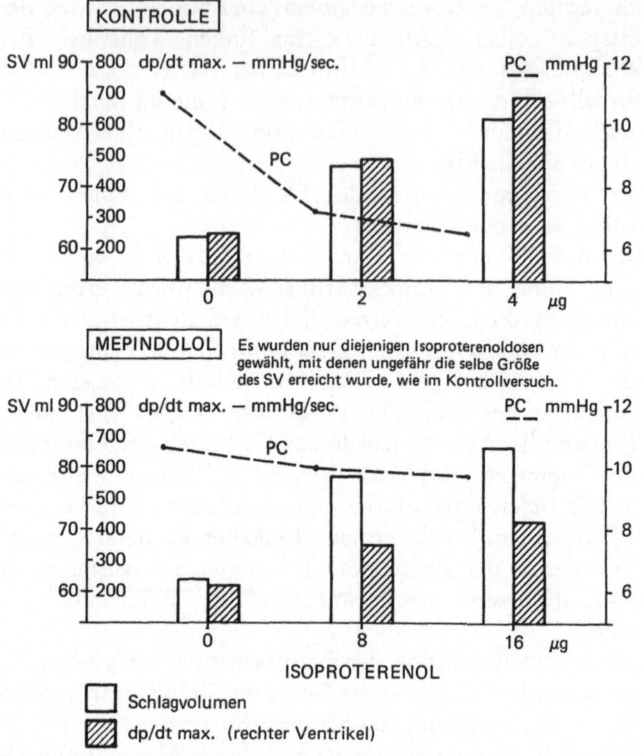

Abb. 10. Anstieg von SV und Kontraktilität (dp/dt max.) im rechten Ventrikel bei einer Isoproterenol-Infusion mit steigender Dosierung unter Kontrollbedingungen und unter Mepindolol-Sulfat (n = 6): Unter β-Rezeptoren-Blockade mit Mepindolol-Sulfat wird dieselbe Höhe des SV mit einer wesentlich geringeren Kontraktilität erreicht als im Kontrollversuch. Als Ursache für dieses Phänomen kann die höhere Vorbelastung (vergleiche Pc-Drücke) unter Mepindolol-Sulfat angesehen werden

zu sehr vereinfachen. Wahrscheinlich kann man bei den sogenannten cardialen β-Rezeptoren zwischen solchen unterscheiden, die eine spezifische Wirkung auf die HF, und solchen, die eine vorwiegend positivinotrope Wirkung vermitteln.

Anderenfalls wäre es nicht möglich, über eine β-Rezeptoren-Blockade den isoproterenolbedingten HF-Anstieg stärker zu blockieren als den SV-Anstieg und den Anstieg der Kontraktilität.

Die praktische Bedeutung dieser Ergebnisse liegt in zwei Punkten:

1. Es gibt anscheinend β-Rezeptoren-Blocker, die die Frequenz-Rezeptoren stärker hemmen als die Inotropie-Rezeptoren. Bei Mepindolol-Sulfat scheint dies der Fall zu sein. Allerdings wird die Kon-

traktilität von dieser Substanz ebenfalls, wenn auch im kleineren Ausmaß als die HF, beeinflußt. Es wäre wünschenswert, die Suche nach weiteren Substanzen voranzutreiben, deren Frequenzselektivität ausschließlicher ist als bei Mepindolol-Sulfat. Eine solche Art von β-Rezeptoren-Blockern dürfte insofern von klinischer Bedeutung sein, als es eine Reihe von Patienten gibt, bei denen zwar die Notwendigkeit einer β-Rezeptoren-Blocker-Therapie gegeben ist, bei denen aber die Blockade der positiv-inotropen Wirkung der Katecholamine weniger erwünscht ist (z. B. bei Gefahr einer cardialen Dekompensation).

2. Das Ergebnis dieser Untersuchung erscheint aber auch deshalb von Bedeutung, weil es durchaus vorstellbar ist, daß die beiden verschiedenen cardialen Rezeptoren nicht nur selektiv blockiert, sondern auch selektiv stimuliert werden könnten, womit der Anstoß für ein neues Konzept in der cardiotonen Therapie gegeben wäre.

Wie bereits in der Einleitung hingewiesen wurde, fanden die Arbeitsgruppe um Dreyer und Offermeier [62] sowie Brooks und Mitarbeiter [40] bei ihren Untersuchungen im pharmakologischen Modell ebenfalls Hinweise für die Existenz zweier verschiedener cardialer β-Rezeptoren. Unsere Untersuchungen weisen darauf hin, daß dieses Konzept einer weiteren Differenzierung der cardialen β-Rezeptoren auch beim Menschen gültig sein dürfte.

Zuletzt sei noch darauf hingewiesen, daß in unseren Versuchen der Kontraktilitätsparameter dp/dt max. zwar gleichzeitig mit dem SV vorzeitig ansteigt (Tab. 1, Abb. 8), daß aber das Ausmaß des Anstieges von dp/dt max. im Vergleich zum Kontrollversuch geringer ist als das des SV, d. h., die Kontraktilitätskurve wird unter Mepindolol-Sulfat deutlich weiter nach rechts verschoben als die SV-Kurve (Abb. 8).

In Abb. 10 ist dieser Sachverhalt in seiner Bedeutung anschaulich dargestellt. Der obere Teil der Abbildung zeigt den Kontrollversuch. Die freien Säulen zeigen den Anstieg des SV mit steigender Isoproterenol-Dosis, die strichlierten Säulen zeigen den dazugehörigen Kontraktilitätsparameter im rechten Ventrikel.

Im unteren Teil der Abbildung ist der Mepindolol-Sulfat-Versuch dargestellt, und zwar wurden in der Abbildung diejenigen Isoproterenol-Stufen ausgewählt, mit denen trotz Mepindolol-Sulfat-Medikation ungefähr dieselbe Größe des SV erreicht wurde wie im Kontrollversuch. Dabei springt der Unterschied deutlich ins Auge.

Unter β-Rezeptoren-Blockade mit Mepindolol-Sulfat wird dieselbe Höhe des SV mit einer wesentlich geringeren Kontraktilität erreicht als im Kontrollversuch.

Es erhebt sich die Frage, wie dieses Phänomen zu erklären ist. Wenn man in diesem Zusammenhang das Verhalten der Pc-Drücke vergleicht, so bietet sich eine relativ einfache Erklärung an. Wir haben gesehen, daß die Höhe des SV unter β-Rezeptoren-Stimulation mit Isoproterenol immer eine Resultierende aus Vordehnung einerseits (negativer Effekt) und Kontraktilitätssteigerung andererseits (positiver Effekt) ist. Unter Isoproterenol kommt es, wie erwähnt, zu einem Abfall der Pc-Drücke (siehe oberer Teil der Abbildung). Dies bedeutet eine Abnahme der Vordehnung der Herzmuskelfaser und damit eine Reduktion des Frank-Starling-Mechanismus. Unter Mepindolol-Sulfat (unterer Teil der Abbildung) bleiben im Gegensatz zum Kontrollversuch die Pc-Drücke unter steigender Isoproterenol-Dosis unverändert hoch, während gleichzeitig der Kontraktilitätsparameter zunehmend ansteigt. Somit kann, im Gegensatz zum Kontrollversuch, unter Mepindolol-Sulfat-Medikation bei steigender Isoproterenol-Dosis der Frank-Starling-Mechanismus voll wirksam bleiben. Die unverhältnismäßig hohen SV sind auf diesen Effekt zurückzuführen. Dies ist insofern eine wichtige Aussage, als die Blockade des Pc-Druck-Abfalls und damit die Aufrechterhaltung des Frank-Starling-Mechanismus auf die Blockade der β_2-Rezeptoren im venösen System zurückzuführen ist [95, 223].

Mit Hilfe unseres Modells konnte somit demonstriert werden, daß nicht cardio-selektive β-Rezeptoren-Blocker mit Hilfe ihrer β_2-Wirkung über die Aufrechterhaltung des Frank-Starling-Mechanismus ihre hemmende Wirkung auf die Kontraktilitätssteigerung teilweise kompensieren können.

B. Cardio-selektive β-Rezeptoren-Blockade

Wie bereits erwähnt, wurde in den letzten Jahren eine zweite Klasse von β-Rezeptoren-Blockern entwickelt, die selektiv die cardialen β_1-Rezeptoren am Herzen, weniger aber die β_2-Rezeptoren in den peripheren Gefäßen und in der Bronchialmuskulatur blockieren. Derartige Substanzen werden als „cardio-selektiv" bezeichnet [63, 134, 111, 110].

Es sei ausdrücklich darauf hingewiesen, daß die „Selektivität" nur eine relative ist, d. h., die Affinität dieser Substanzen ist zu den β_1-Rezeptoren größer als zu den β_2-Rezeptoren. Die β_1-Rezeptoren werden daher von cardio-selektiven β-Rezeptoren-Blockern nicht ausschließlich, sondern nur vorwiegend blockiert, ähnlich wie dies im vorigen Kapitel bei der „frequenzselektiven" Blockade mit Mepindolol-Sulfat demonstriert wurde.

Es erhebt sich die Frage, welche Auswirkung eine cardio-selektive β-Rezeptoren-Blockade auf das gesamte Kreislaufsystem bei Stimulation der β-Rezeptoren mit Isoproterenol hat. Beim Versuch, den kompetitiven Wirkungsmechanismus von cardio-selektiven β-Rezeptoren-Blockern im Isoproterenol-Versuch anhand der HF beim Menschen nachzuweisen, stellte sich heraus, daß dies kaum möglich ist [61], obwohl im pharmakologischen Modell deren β_1-blockierende Eigenschaften eindeutig nachgewiesen werden können [115].

Als Beispiel sieht man in Abb. 11 die Dosis-Wirkungskurven der HF bei einer Isoproterenol-Infusion mit steigender Dosis bei äquipotenten Dosen von Pindolol (2,0 mg i.v.) und Practolol (100 mg i.v.). Es handelt sich um Mittelwerte aus den Daten von vier Normalpersonen, bei denen in randomisierter Reihenfolge beide Medikamente im Abstand von vier Wochen verabreicht wurden. Während es unter Pindolol, wie erwartet, zu einer deutlichen Rechtsverschiebung der Dosis-Wirkungskurven kommt, findet man unter Practolol kaum einen Effekt.

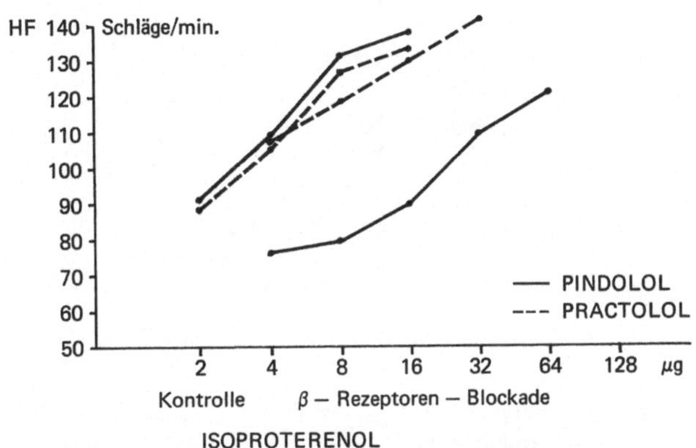

Abb. 11. Dosis-Wirkungsbeziehung einer Isoproterenol-Infusion für die HF bei äquipotenten Dosen einer cardio-selektiven (Practolol) bzw. nicht selektiven (Pindolol) β-Rezeptoren-Blockade (n = 4): Unter cardio-selektiven β-Rezeptoren-Blockern kann in vivo keine Dosis-Wirkungsbeziehung hergestellt werden

Die fehlende Parallelverschiebung der Dosis-Wirkungskurven unter cardio-selektiven β-Rezeptoren-Blockern wird im allgemeinen darauf zurückgeführt, daß diese kaum einen Effekt auf die β_2-Rezeptoren in den peripheren Gefäßen haben [10, 63, 71, 74]. Bei einer Isoproterenol-Infusion kann daher der HF-Anstieg, nicht aber der Abfall des PW blockiert werden. Dies würde jedoch zu einem bedrohlichen Blutdruckabfall mit Kollaps führen. Man nahm bisher allgemein an, daß es dadurch gegenregulatorisch zur Aufhebung des Vagotonus und damit zu einem HF-Anstieg trotz β-Rezeptoren-Blockade kommt [10, 21, 63].

Wir haben daher in der folgenden Studie den kompetitiven Antagonismus zwischen Isoproterenol und dem cardio-selektiven β-Rezeptoren-Blocker Metoprolol (15 mg i.v.) möglichst unter Ausschal-

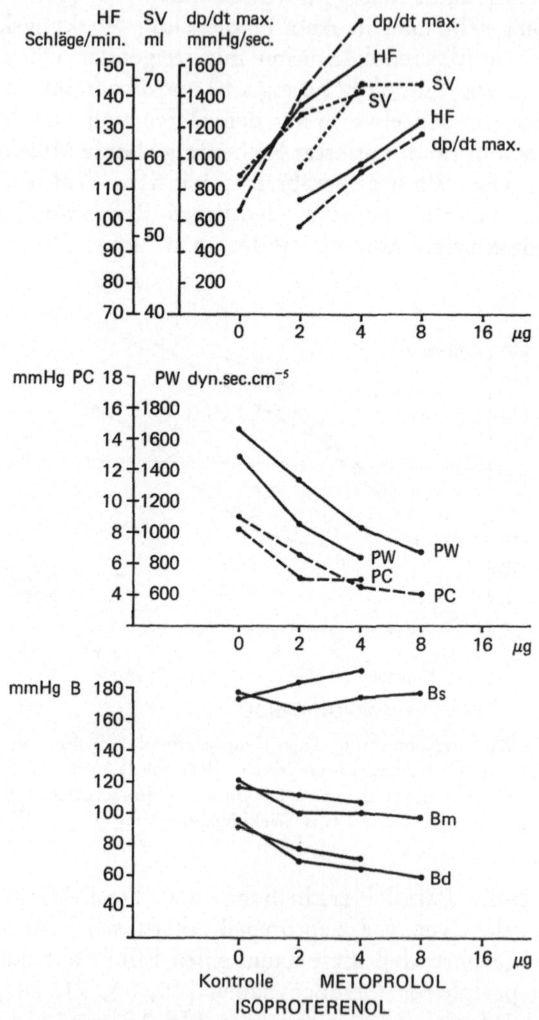

Abb. 12. Dosis-Wirkungsbeziehung einer Isoproterenol-Infusion vor und nach β-Rezeptoren-Blockade mit Metoprolol unter Ausschaltung vagaler Reflexe durch Atropin: Die Rechtsverschiebung der Dosis-Wirkungskurven ist trotz Vagushemmung nur gering. Es kommt zu einer deutlichen Reduktion des Blutdrucks im Vergleich zum Kontrollversuch. (Cardio-selektive β-Rezeptoren-Blockade — gestörtes hämodynamisches Gleichgewicht)

tung vagaler Reflexe durch eine kontinuierliche Atropin-Infusion von 0,5 mg/Min. bei sechs Normalpersonen untersucht.

Die Ergebnisse dieser Untersuchungen sind in der Abb. 12 dargestellt ($\overline{x}$, n = 6).

Unter Atropin liegt wegen der Ausschaltung des basalen Vagotonus die Ausgangs-HF sowohl im Kontrollversuch als auch unter β-Rezeptoren-Blockade deutlich höher als ohne Atropin. Man findet nun zwar tatsächlich auch bei cardio-selektiver β-Rezeptoren-Blockade eine gewisse Rechtsverschiebung der Dosis-Wirkungskurve, wenngleich dieser Effekt, gemessen an der hohen Dosis (15 mg Metoprolol i.v.), immer noch sehr schwach ausgeprägt ist. Mit der 4fachen Isoproterenol-Dosis wurde bereits dieselbe Höhe der HF wie im Kontrollversuch erreicht. Demnach reicht die gegenregulatorische Reduktion des Vagotonus allein nicht aus, um die geringe HF-Hemmung bei cardioselektiven β-Rezeptoren-Blockern zu erklären.

Zum Vergleich sei darauf hingewiesen, daß in den Versuchen mit dem nicht selektiven β-Rezeptoren-Blocker Propranolol (ebenfalls 15 mg i.v.) die 16fache Isoproterenol-Dosis benötigt wurde, um eine Parallelverschiebung der Dosis-Wirkungskurven für HF und SV zu erreichen, obwohl im pharmakologischen Modell [39, 1] das Verhältnis der äquipotenten Dosen zwischen Propranolol und Metoprolol bei sympathischer Nervenstimulation 1 : 1 beträgt. In Abb. 13 ist der HF-Anstieg vor und nach β-Rezeptoren-Blockade mit Propranolol bzw. Metoprolol aus den beiden Versuchen gegenübergestellt. Während die Dosis-Wirkungskurve für Isoproterenol unter Propranolol weit nach rechts verschoben wird, findet man unter Metoprolol bei gleicher Dosierung trotz Vagushemmung kaum einen Effekt.

Zur weiteren Abklärung dieses Sachverhaltes wurde an fünf Probanden eine intraindividuelle Dosis-Wirkungskurve für die HF vor und nach 15 mg Propranolol bzw. 15 mg Metoprolol i.v. mit Noradrenalin durchgeführt. Noradrenalin hat ja, wie erwähnt, eine fast ausschließliche Affinität zu den β_1-Rezeptoren [134, 46].

Die Untersuchungen wurden bei jedem Probanden im Abstand von 14 Tagen durchgeführt. Die Reihenfolge der Verabreichung von Propranolol bzw. Metoprolol war randomisiert. Um einen bedrohlichen Blutdruckanstieg durch die α-Rezeptoren-Stimulation mit Noradrenalin zu verhindern, wurden die Untersuchungen unter einer konstanten Infusion mit Phentolamin (160 mg/Stunde) durchgeführt.

In Abb. 14 ist das Ergebnis dieser Untersuchung dargestellt. Dabei zeigt sich, daß das Ausmaß der Rechtsverschiebung unter steigender Noradrenalin-Infusion im Gegensatz zum Isoproterenol-Versuch bei Propranolol und Metoprolol praktisch gleich groß ist. Eine Erklärung für die unterschiedlich starke Hemmung der Noradrenalin- und der

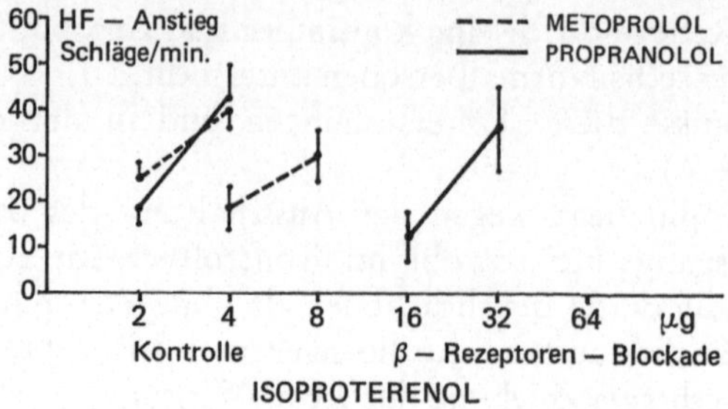

Abb. 13. Dosis-Wirkungsbeziehung für den HF-Anstieg bei einer Isoproterenol-Infusion vor und nach β-Rezeptoren-Blockade mit 15 mg Metoprolol (-----) bzw. 15 mg Propranolol i.v. (——) (n = 6)

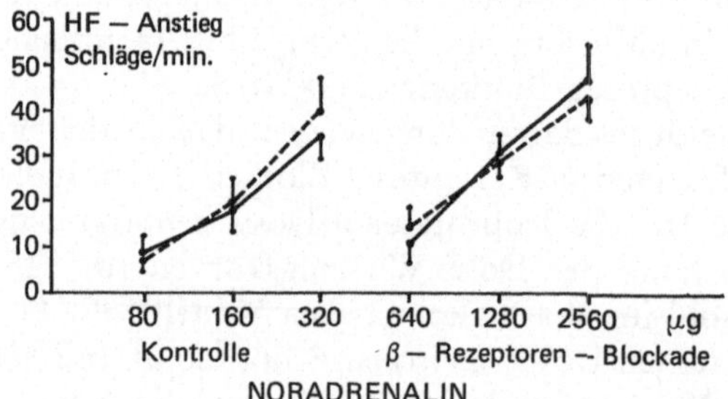

Abb. 14. Dosis-Wirkungsbeziehung für den HF-Anstieg bei einer Noradrenalin-Infusion vor und nach β-Rezeptoren-Blockade mit 15 mg Metoprolol (-----) bzw. 15 mg Propranolol i.v. (——) (n = 6)

Isoproterenol-Wirkung auf die HF durch Metoprolol ergibt sich, wenn man das von Ablad und Mitarbeitern [1] im pharmakologischen Experiment aufgestellte Konzept auch für den Menschen in vivo übernimmt. Danach sind am Herzen nicht nur β_1-Rezeptoren, sondern auch eine gewisse Zahl von β_2-Rezeptoren vorhanden, die ihrerseits ebenfalls einen HF-Anstieg und eine Kontraktilitätssteigerung vermitteln. Unsere Versuche sind ein Hinweis dafür, daß dieses Konzept auch für den Menschen Gültigkeit besitzt. Die nur geringe Rechtsverschiebung der Dosis-Wirkungskurven im Isoproterenol-Versuch unter cardio-selektiven β_1-Rezeptoren-Blockern wäre dann Ausdruck eines teilweise weiterbestehenden Effekts von Isoproterenol auf HF und Kontraktilität durch die ungehinderte Stimulation der β_2-Rezeptoren am Herzen. Da Noradrenalin hingegen eine fast ausschließliche Affinität zu den cardialen β_1-Rezeptoren hat [134, 46], wird seine Wirkung von β_1-selektiven β-Rezeptoren-Blockern gleich stark gehemmt wie von nicht selektiven β-Rezeptoren-Blockern (vergleiche Abb. 14).

Es kann daher gesagt werden, daß der Ausdruck „cardio-selektiver" β-Rezeptoren-Blocker ungenau ist, da es ja bei diesen Substanzen nur zu einer Teilblockade am Herzen kommt. Exakterweise dürfte man daher nur von β_1-selektiven Blockern sprechen.

Entsprechend der charakteristischen Eigenschaft eines „cardio-selektiven" β-Rezeptoren-Blockers findet man unter Metoprolol keinen blockierenden Effekt auf die β_2-Rezeptoren im arteriellen und venösen Gefäßsystem (Abb. 12). Der Abfall des PW und der Pc-Drücke unter Isoproterenol kann nicht verhindert werden (wenngleich die peripheren Widerstände infolge des höheren Ausgangswertes etwas höher liegen). Demnach kommt es unter cardio-selektiver β-Rezeptoren-Blockade bei Gabe von Isoproterenol zu einem deutlichen Blutdruckabfall (diastolischer Blutdruck 50 mmHg, siehe Abb. 12).

Zuletzt sei noch auf ein Phänomen hingewiesen, das auf den ersten Blick wiederum erstaunt. Es zeigt sich nämlich, daß die SV-Kurve unter β-Rezeptoren-Blockade mit dem cardio-selektiven β-Blocker Metoprolol ebenfalls etwas früher ansteigt als die HF- bzw. Kontraktilitätskurven. Eine unterschiedliche Affinität zu denjenigen Rezeptoren am Herzen, die die positiv-inotrope bzw. positiv-chronotrope Wirkung vermitteln, kann offensichtlich für dieses Phänomen hier nicht verantwortlich gemacht werden, weil es zu keiner Dissoziation zwischen den HF- und Kontraktilitätskurven kam.

Auch die zweite mögliche Ursache eines vorzeitigen SV-Anstieges, nämlich eine erhöhte Vorbelastung, kann anhand des Pc-Druck-Kurvenverlaufes (Abfall statt Anstieg) ausgeschlossen werden.

Eine Erklärung ergibt sich jedoch durch die dritte Möglichkeit einer Beeinflussung des SV, nämlich durch eine Veränderung der Nachbelastung. In unserer Versuchsanordnung ist dieser Mechanismus in Anbetracht des deutlichen Blutdruckabfalls eindeutig gegeben.

Zusammenfassung

Aus den bisherigen experimentellen Untersuchungen ergeben sich folgende zusammenfassende Schlußfolgerungen:

1. Ein neues Konzept für die Einteilung der β-Rezeptoren am Herzen

Aus der Zusammenschau unserer Untersuchungen mit cardio-selektiven, frequenzselektiven und nicht selektiven β-Rezeptoren-Blockern ergibt sich, daß in struktureller Hinsicht am Herzen sowohl β_1- als auch β_2-Rezeptoren vorhanden sein dürften. Innerhalb dieser beiden Gruppen kann wahrscheinlich von der Wirkung her noch zwischen

Inotropie- und Chronotropie-Rezeptoren unterschieden werden, die selektiv blockiert und möglicherweise auch selektiv stimuliert werden können (vergleiche schematische Abb. 15).

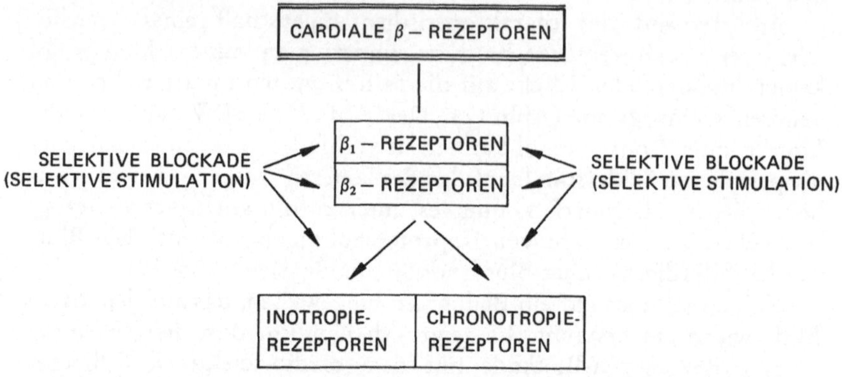

Abb. 15. Schematische Differenzierung der cardialen β-Rezeptoren

2. β-Rezeptoren im venösen Kapazitätsgefäßsystem

Die Ergebnisse der hämodynamischen Untersuchungen mit Isoproterenol vor und nach β-Rezeptoren-Blockade mit cardio-selektiven und nicht selektiven β-Rezeptoren-Blockern weisen darauf hin, daß beim Menschen auch im venösen Kapazitätsgefäßsystem β_2-Rezeptoren vorhanden sein dürften, deren Stimulation bzw. Blockade sich auf die Kreislaufregulation über eine Änderung des venösen Zuflusses (und damit der Vorbelastung des Herzens) deutlich auswirkt.

3. Die gleichzeitige Stimulation der β_1- und β_2-Rezeptoren führt zu einem hämodynamischen Gleichgewicht (vergleiche Abb. 16)

4. Eine nicht selektive β-Rezeptoren-Blockade führt ebenfalls zu einem hämodynamischen Gleichgewicht, allerdings mit umgekehrten Vorzeichen (vergleiche schematische Abb. 16)

Durch die Blockade der cardialen β-Rezeptoren wird der Anstieg des HMV und damit der blutdrucksteigernde Effekt einer Isoproterenol-Infusion verhindert. Durch die gleichzeitige Hemmung der blutdrucksenkenden Wirkung von Isoproterenol über die Blockade der β_2-Rezeptoren bleibt der Blutdruck unter nicht selektiven β-Rezeptoren-Blockern stabil.

Durch die Aktivierung des Frank-Starling-Mechanismus über die β_2-Rezeptoren-Blockade im venösen Kapazitätsgefäßsystem kann die hemmende Wirkung auf die Inotropie-Rezeptoren teilweise kompensiert werden.

Die zusätzliche Blockade der β_2-Rezeptoren bei nicht selektiven β-Rezeptoren-Blockern kann somit als sinvolles Regulativ angesehen werden.

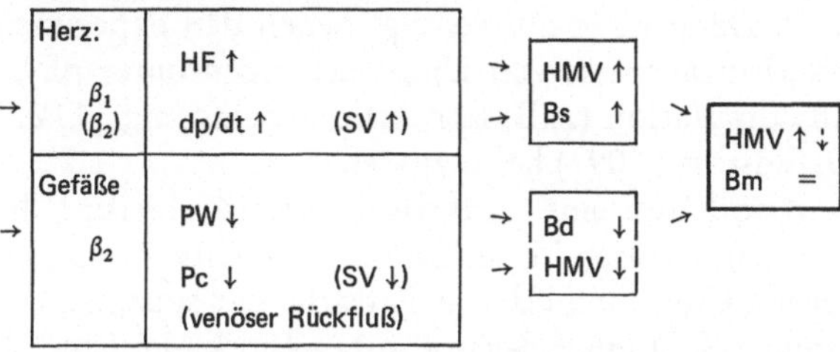

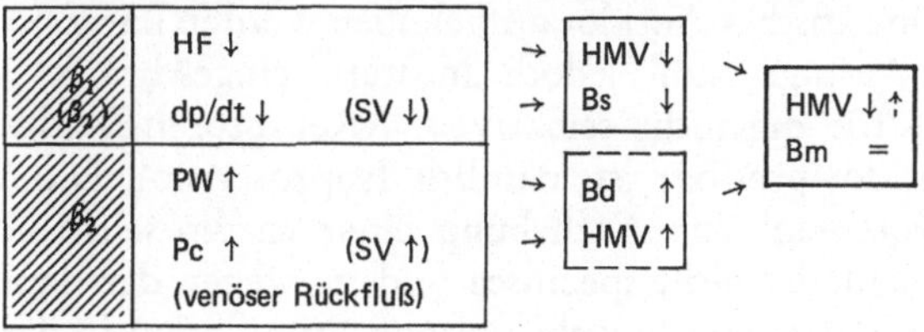

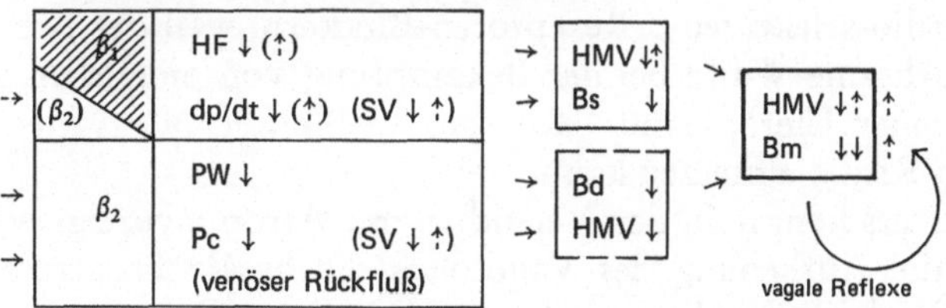

Abb. 16. Schematische Gegenüberstellung einer β-Rezeptoren-Stimulation bzw. β-Rezeptoren-Blockade mit cardio-selektiven und nicht selektiven β-Rezeptoren-Blockern

5. *Bei einer β_1-selektiven β-Rezeptoren-Blockade (sogenannte „cardioselektive" Blockade) kommt es nur zu einer Teilblockade am Herzen. Das hämodynamische Gleichgewicht ist infolge der fehlenden β_2-Rezeptoren-Blockade in der Peripherie gestört (Blutdruckabfall) und führt zur Auslösung vagaler Reflexe*

3 Bonelli, Beta-Rezeptoren-Blockade

6. *Antidot bei unerwünschter β-Rezeptoren-Blockade*

Die bisher besprochenen experimentellen Untersuchungen hatten das Ziel, die Grundlagen für ein fundiertes Verständnis für das Wesen einer β-Rezeptoren-Stimulation und cardio-selektiven bzw. nicht selektiven β-Rezeptoren-Blockade auf das Kreislaufsystem beim Menschen zu schaffen. Aus diesen Untersuchungen können nicht ohne weiteres praktische Konsequenzen für das therapeutische Vorgehen bei Verwendung von β-Rezeptoren-Blockern in der klinischen Praxis gezogen werden. Dazu ist es notwendig, neben den experimentellen Bedingungen auch Ergebnisse von Untersuchungen unter physiologischer Sympathikusstimulation (z. B. körperliche Belastung [112, 33], Streß [76, 30], Orthostase [109]) heranzuziehen.

Trotzdem soll auf eine praktische Schlußfolgerung hingewiesen werden, die allein aus den bisherigen experimentellen Untersuchungen gezogen werden kann, nämlich die Tatsache der spezifischen Besonderheit und Einmaligkeit einer β-Rezeptoren-Blockade, nämlich ihr kompetitiver Wirkungsmechanismus.

Dies bedeutet, daß eine β-Rezeptoren-Blockade notfalls jederzeit durch ein spezifisches Antidot aufgehoben werden kann.

Diese Aussage muß jedoch insofern eingeschränkt werden, als bisher nur für die nicht selektiven β-Rezeptoren-Blocker ein spezifisches Antidot greifbar ist, nämlich Isoproterenol. Die Verwendung von Isoproterenol zur Aufhebung einer cardio-selektiven β-Rezeptoren-Blockade ist nicht spezifisch und ist wegen der dabei auftretenden Blutdrucksenkung (ungehemmte β_2-Stimulation in der Peripherie) nicht ungefährlich.

Dieser Umstand erscheint uns ein Nachteil bei der Verwendung von cardio-selektiven β-Rezeptoren-Blockern, weil der Arzt dabei auf eine wirksame Waffe bei der Bekämpfung von möglichen Komplikationen einer Therapie mit β-Rezeptoren-Blockern verzichten muß bzw. nur mit Risiko einsetzen kann.

Weiters konnte in den Versuchen mit Atropin gezeigt werden, daß durch die Aufhebung des Vagotonus die basale HF trotz β-Rezeptoren-Blockade deutlich gehoben werden kann. Daraus kann die praktische Schlußfolgerung gezogen werden, daß Atropin bei bradykarden Rhythmusstörungen, die durch β-Rezeptoren-Blocker bedingt sind, wirksam verwendet werden kann.

II. Kreislaufphysiologie der β-Rezeptoren-Blockade

3. Hämodynamik einer β-Rezeptoren-Blockade in Ruhe und unter körperlicher Belastung

Es gibt eine große Anzahl von Arbeiten, die sich mit dem hämodynamischen Effekt einer β-Rezeptoren-Blockade unter körperlicher Belastung auseinandersetzen [32, 26, 38, 48, 65, 85, 117, 173]. Eine Gegenüberstellung von „cardio-selektiver" und „nicht selektiver" Blockade unter diesen Bedingungen ist jedoch kaum vorhanden.

Die folgenden Untersuchungen wurden an zwei Gruppen von sechs männlichen, freiwilligen, gesunden Versuchspersonen im Alter zwischen 25 und 30 Jahren durchgeführt.

Bei der einen Gruppe wurden 15 mg Propranolol i.v., bei der anderen 30 mg Metoprolol i.v. verabreicht.

Diese beiden Medikamente wurden gewählt, um eine cardioselektive (Metoprolol) mit einer nicht selektiven (Propranolol) β-Rezeptoren-Blockade miteinander vergleichen zu können.

Im einzelnen wurde wie folgt verfahren:

Nach Einführung des Swan-Ganz-Thermodilutionskatheters in eine Kubitalvene und nach Punktion der Arteria radialis zur arteriellen Blutdruckmessung wurden nach Einschaltung einer Ruhepause die Ruhewerte ermittelt. Im Anschluß daran wurde eine submaximale Ergometerbelastung durchgeführt. Es wurden zwei Belastungsstufen zu je 4 Min. gewählt. Das Ausmaß der Belastung wurde aus den Bühlmann-Tabellen [43] errechnet, und zwar wurden für die erste Belastungsstufe 40 % des Sollwertes der effektiven Arbeitskapazität gewählt, während für die zweite Stufe 80 % vorgegeben wurden. Am Ende jeder Belastungsstufe wurden die hämodynamischen Meßgrößen unter Steady-state-Bedingungen erneut registriert.

Nach einer Ruhepause zur Wiedererreichung der Ausgangswerte wurde dann das jeweilige Medikament i.v. injiziert. 40 Min. nach abgeschlossener i.v. Injektion wurden die oben genannten hämodynamischen Parameter neuerlich in Ruhe und unter Ergometerbelastung gemessen.

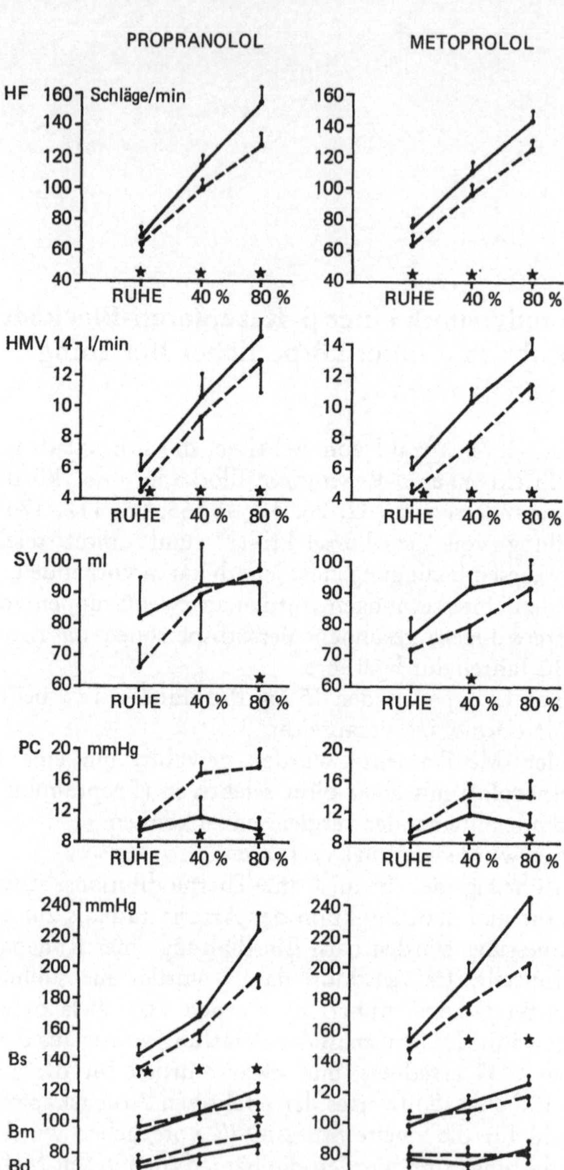

Abb. 17 a. Mittelwerte ± SE (n = 6) der hämodynamischen Veränderungen in Ruhe und nach körperlicher Belastung (40 und 80 % des Sollwertes der effektiven Arbeitskapazität) vor (————) und nach (- - - -) β-Rezeptoren-Blockade mit Propranolol (15 mg i.v.) bzw. Metoprolol (30 mg i.v.). * = signifikant p < 0,05

Ergebnisse

In der Abb. 17 a sind Mittelwerte ± SE der hämodynamischen Veränderungen unter beiden Substanzen in Ruhe und unter Ergometerbelastung zusammengefaßt.

Hämodynamische Veränderungen in Ruhe

Unter Ruhebedingungen sind die hämodynamischen Auswirkungen einer β-Rezeptoren-Blockade nur gering. Es kommt sowohl unter cardio-selektiver als auch unter nicht selektiver β-Rezeptoren-Blockade zu einer leichten Abnahme des HMV, die in erster Linie durch eine Reduktion der HF, aber auch durch die Abnahme des SV (nicht signifikant) bedingt ist. Trotz der Abnahme des HMV bleibt der Blutdruck unter Ruhebedingungen relativ stabil, wenngleich unter Propranolol eine gewisse Tendenz zur diastolischen Blutdrucksteigerung (nicht signifikant) festzustellen ist.

Hämodynamische Veränderungen unter körperlicher Belastung

Unter körperlicher Belastung mit 40 % und 80 % der effektiven Arbeitskapazität liegt die HF unter beiden Medikamenten deutlich niedriger als im Kontrollversuch. Das Ausmaß der HF-Senkung ist jedoch unter beiden Medikamenten unterschiedlich, insbesondere, wenn man den HF-Anstieg von Ruhe zur körperlichen Belastung beachtet

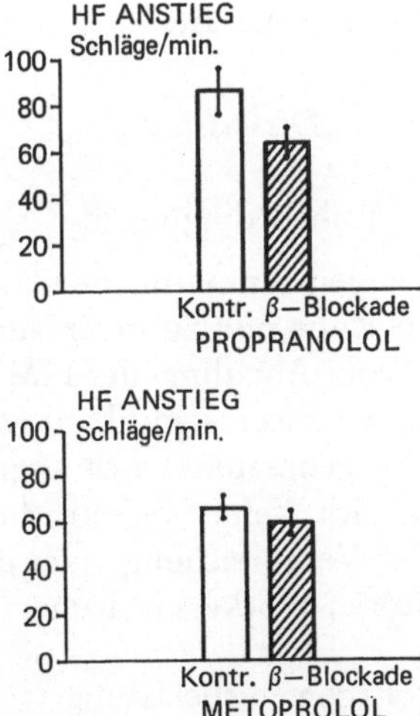

Abb. 17 b. HF-Anstieg ($\bar{x}$ ± SE, n = 6) von Ruhe zur körperlichen Belastung (80 % der effektiven Arbeitskapazität) vor und nach β-Rezeptoren-Blockade mit Propranolol (15 mg i.v.) bzw. Metoprolol (30 mg i.v.)

(vergleiche Abb. 17 b). Während unter Propranolol bei der höheren Belastungsstufe der Anstieg der HF um durchschnittlich 22 Schläge pro Min. gesenkt wurde, beträgt die Senkung des HF-Anstieges unter Metoprolol nur 6 Schläge/Min. Die HF-Senkung unter dem cardio-selektiven β-Rezeptoren-Blocker Metoprolol kommt somit in erster Linie durch die Reduktion der Ausgangs-HF in Ruhe zustande.

Das Verhalten des SV unterscheidet sich bei beiden Medikamenten ebenfalls. Unter Propranolol ist der Anstieg des SV bei körperlicher Belastung deutlich höher als unter Kontrollbedingungen.

Bei der Belastungsstufe mit 80 % der effektiven Arbeitskapazität liegt das SV unter Propranolol trotz niedrigerer Ausgangswerte sogar etwas höher (nicht signifikant) als im Leerversuch.

Im Gegensatz dazu ist der Anstieg des SV bei körperlicher Belastung unter Metoprolol geringer als im Kontrollversuch.

Entsprechend dem höheren SV ist das HMV unter körperlicher Belastung unter Propranolol weniger reduziert als unter Metoprolol.

Die Pc-Drücke stiegen mit Propranolol hoch signifikant an. Unter Metoprolol lagen die Pc-Drücke bei Belastung ebenfalls höher als im Kontrollversuch, wenngleich der Unterschied im Vergleich zu Propranolol nur geringfügig ist.

Der systolische Blutdruck lag unter beiden Medikamenten bei Belastung deutlich niedriger, der mittlere Blutdruck blieb weitgehend unverändert. Unter Propranolol lagen die diastolischen Blutdrücke bei körperlicher Belastung signifikant höher, während eine derartige Wirkung bei Metoprolol nicht zu finden ist.

Diskussion

Ruhebedingungen

Entsprechend der geringen sympathischen Aktivität kommt es bei beiden Medikamenten in Ruhe nur zu einer geringfügigen Abnahme der HF und des HMV. Trotz Abnahme des HMV wird der Blutdruck unter beiden Medikamenten nicht signifikant verändert. Dies ergibt rechnerisch, daß der PW gegenregulatorisch angestiegen sein muß. Im ganzen gesehen ergeben sich keine wesentlichen hämodynamischen Unterschiede zwischen der Verabreichung eines cardio-selektiven oder nicht selektiven β-Rezeptoren-Blockers in Ruhe.

Ergometerbelastung

Unter körperlicher Belastung findet man jedoch deutliche Unterschiede zwischen einem cardio-selektiven und einem nicht selektiven β-Rezeptoren-Blocker.

Herzfrequenz

Entsprechend der Blockade der β-Rezeptoren am Herzen liegt die HF unter körperlicher Belastung bei beiden Medikamenten deutlich niedriger als im Kontrollversuch.

Das Ausmaß der HF-Senkung — insbesondere wenn man den HF-Anstieg von Ruhe zur Belastung betrachtet — ist unter Propranolol erheblich, unter Metoprolol hingegen trotz doppelter Dosis nur geringfügig. Die niedrige HF unter Metoprolol ist in erster Linie durch eine Reduktion der Ausgangs-HF bedingt.

Um diesen Effekt zu erklären, sei daran erinnert, daß wir in unseren experimentellen Untersuchungen Hinweise dafür gefunden hatten, daß auch beim Menschen neben den β_1-Rezeptoren auch eine gewisse Zahl von β_2-Rezeptoren den HF-Anstieg am Herzen vermitteln. Letztere werden durch β_1-selektive β-Rezeptoren-Blocker nicht gehemmt.

Weiters konnte gezeigt werden, daß bei Sympathikusstimulation mit Isoproterenol bei gleichzeitiger cardio-selektiver β-Rezeptoren-Blockade vagale Reflexe ausgelöst werden. Beide Faktoren wurden dafür verantwortlich gemacht, daß eine cardio-selektive β-Rezeptoren-Blockade trotz äquipotenter Dosen im Isoproterenol-Versuch weniger wirksam ist als eine nicht selektive Blockade. Unter körperlicher Belastung dürfte der Wegfall des Vagotonus auch bei nicht selektiver Blockade dafür verantwortlich sein, daß trotz vollständiger Blockade der Frequenz-Rezeptoren ein HF-Anstieg unter körperlicher Belastung möglich ist. Der Wegfall des Vagotonus dürfte also für die unterschiedliche HF-Wirkung der beiden Medikamente in unserem Versuch nicht verantwortlich sein. Gegen eine unterschiedliche Vagushemmung spricht auch die Tatsache, daß das dafür auslösende Moment, nämlich ein bedrohlicher Blutdruckabfall, wie er im Isoproterenol-Versuch bei selektiven β-Rezeptoren-Blockern erfolgt, unter körperlicher Belastung nicht gegeben ist.

So bleibt als Erklärung nur die Möglichkeit, daß die Sympathikusstimulation bei körperlicher Belastung auch zu einer Stimulation der β_2-Rezeptoren am Herzen führt. Bekanntlich führt die körperliche Belastung nicht nur zu einer gesteigerten neuralen sympathischen Aktivität, die, wie erwähnt, vorwiegend eine Noradrenalinfreisetzung am sympathischen Neuron zur Folge hat, sondern auch zur Freisetzung von Adrenalin aus dem Nebennierenmark [119, 33]. Es wäre dann vorstellbar, daß durch eine selektive Blockade der β_1-Rezeptoren die Noradrenalinwirkung am Herzen weitgehend blockiert wird, nicht aber die Wirkung von Adrenalin auf die β_2-Rezeptoren am Herzen (im Gegensatz zu den nicht selektiven β-Rezeptoren-Blockern). Somit wäre eine Erklärung für den geringeren Effekt der cardio-selektiven β-Rezeptoren-Blocker unter körperlicher Belastung gefunden, zumal da sie gut übereinstimmen mit den Ergebnissen unserer experimentellen Untersuchungen.

Blutdruck

Die Abnahme der systolischen Blutdrücke unter körperlicher Belastung kann auf das erniedrigte HMV zurückgeführt werden.

Das unterschiedliche Verhalten der diastolischen Blutdrücke unter körperlicher Belastung (Anstieg unter Propranolol, nicht aber unter Metoprolol) kann mit der Tatsache erklärt werden, daß es sich bei Metoprolol im Gegensatz zu Propranolol um einen cardio-selektiven β-Rezeptoren-Blocker handelt.

Normalerweise kommt es bei einem Anstieg des HMV, wie er bei körperlicher Belastung erfolgt, zu einer gegenregulatorischen Gefäßerweiterung und damit zu einem Abfall des PW. Diese Gefäßerweiterung wird in erster Linie durch die bei körperlicher Muskelarbeit entstehenden Metabolite [129] hervorgerufen.

Die Wirkung der unter körperlicher Belastung freigesetzten Katecholamine auf den PW ist hingegen unterschiedlich. Über die Stimulation der α-Rezeptoren haben sie eine gefäßverengende Komponente, während die gleichzeitige Stimulation der β_2-Rezeptoren eine gefäßerweiternde Wirkung hat. Somit ist die Höhe des PW bei körperlicher Belastung immer eine Resultierende aus einem gefäßerweiternden Effekt (Metabolite, Stimulation der β_2-Rezeptoren) und einer gefäßverengenden Komponente (Wirkung der Katecholamine auf die α-Rezeptoren).

Wenn daher unter nicht selektiven β-Rezeptoren-Blockern die β_2-Rezeptoren-Stimulation und damit eine gefäßerweiternde Komponente blockiert wird, kommt die reine α-Wirkung der Katecholamine stärker zum Tragen. Dadurch liegen die peripheren Widerstände relativ höher, was sich in einem erhöhten diastolischen Blutdruck unter nicht selektiver β-Rezeptoren-Blockade manifestiert. Auf diese blutdrucksteigernde Komponente unter β_2-Rezeptoren-Blockade wurde in den verschiedensten Publikationen hingewiesen [33, 32, 26, 31].

Bei cardio-selektiven β-Rezeptoren-Blockern ist die β_2-Rezeptoren-Blockade in den peripheren Gefäßen nur sehr gering. Die peripheren Widerstände werden daher, im Gegensatz zu nicht selektiven β-Rezeptoren-Blockern, nicht beeinflußt. Daraus erklärt sich die Tatsache, daß die diastolischen Blutdrücke unter Metoprolol im Gegensatz zu Propranolol nicht angestiegen waren.

Zuletzt sei noch darauf hingewiesen, daß die mittleren Blutdrücke trotz Senkung der systolischen Blutdrücke unter beiden Medikamenten auch unter körperlicher Belastung nicht signifikant verändert sind.

Pulmonaliscapillardrücke

Der Pc-Druck-Anstieg unter körperlicher Belastung nach Propranolol dürfte auf einen ähnlichen Mechanismus zurückzuführen sein, wie er oben bereits für den Blutdruckanstieg unter Propranolol beschrieben wurde. Die unter körperlicher Belastung ausgeschütteten Katecholamine dürften in Analogie zu unseren experimentellen Untersuchungen über eine β_2-Rezeptoren-Stimulation zu einer Erweiterung der venösen Kapazitätsgefäße führen.

Unter β_2-Rezeptoren-Blockade wird diese Erweiterung der venösen Kapazitätsgefäße verhindert, und es kommt zu einem Anstieg des Venendruckes und damit der Pc-Drücke unter körperlicher Belastung. Bei cardio-selektiven β-Rezeptoren-Blockern kann dieser Effekt naturgemäß nicht im gleichen Ausmaß wirksam werden; es kommt daher, wie im Falle von Metoprolol, kaum zu einem Anstieg der Pc-Drücke.

Schlagvolumen

Der unverändert hohe SV-Anstieg unter Propranolol (im Gegensatz zu Metoprolol) bei körperlicher Belastung ist erstaunlich, da die β-Rezeptoren-Blockade einen Kontraktilitätsanstieg, wie er bei ungehemmter Sympathikusstimulation erfolgt, verhindert, so daß eigentlich ein vermindertes SV unter Propranolol zu erwarten wäre.

In unseren experimentellen Untersuchungen konnten wir nachweisen, daß der hemmende Einfluß auf den Kontraktilitätsanstieg unter nicht selektiven β-Rezeptoren-Blockern durch eine Erhöhung der Vorbelastung kompensiert werden kann. Die vorliegenden Ergebnisse unter körperlicher Belastung beweisen, daß dieser Kompensationsmechanismus auch unter Alltagsbedingungen tatsächlich wirksam werden kann: Es konnte gezeigt werden, daß unter Propranolol die Pc-Drücke stark angestiegen waren, und dieser Effekt führt zu einer Aktivierung des Frank-Starling-Mechanismus, sodaß es trotz Blockade der Inotropie-Rezeptoren zu keiner Verminderung des SV unter körperlicher Belastung kommt.

Im Gegensatz zu Propranolol ist der Anstieg des SV unter cardioselektiver β-Rezeptoren-Blockade mit Mepindolol-Sulfat nicht kompensatorisch vermehrt. Im Gegenteil, die SV liegen absolut gesehen sogar etwas niedriger als im Kontrollversuch. Offensichtlich kann der unter Propranolol wirksame Kompensationsmechanismus bei Metoprolol nicht in gleicher Weise wirksam werden.

Dies ist auch verständlich, da ja, wie oben gezeigt wurde, die Pc-Drücke bei cardio-selektiver β-Rezeptoren-Blockade durch die fehlende β_2-Blockade in den peripheren Venen nicht in adäquater Weise ansteigen können. Man fragt sich allerdings, warum das SV dann unter cardio-selektiver β-Rezeptoren-Blockade überhaupt ansteigen kann. Unter der Voraussetzung, daß durch die selektive Blockade sämtliche Inotropie-Rezeptoren am Herzen besetzt sind, wäre dies nicht zu erklären, da auch eine Reduktion der Nachbelastung (afterload) — wie dies unter experimentellen Bedingungen gefunden wurde — als Ursache nicht in Frage kommt, da die Blutdrücke ja unter Belastung auch nach cardio-selektiver Blockade höher liegen als unter Ruhebedingungen.

Trotzdem wird insbesondere bei der höheren Belastungsstufe auch unter Metoprolol fast dieselbe Höhe des SV erreicht wie im Kontrollversuch. Die einfachste Erklärung für dieses Phänomen bietet sich wiederum an, wenn man die experimentell gefundene Annahme akzeptiert, daß am menschlichen Herzen auch β_2-Rezeptoren vorhanden sind, deren Stimulation bei körperlicher Belastung zu einem positiv-inotropen Effekt führt.

Da von cardio-selektiven β-Rezeptoren-Blockern in erster Linie die β_1-, weniger aber die β_2-Rezeptoren am Herzen blockiert werden, kann über das bei körperlicher Belastung freigesetzte Adrenalin noch ein gewisser positiv-inotroper Effekt erzielt werden.

Es handelt sich hier um den gleichen Mechanismus wie er für die unvollständige Blockade der HF bei cardio-selektiven β-Rezeptoren-Blockern verantwortlich gemacht werden kann. Der SV-Anstieg unter cardio-selektiver β-Rezeptoren-Blockade kann daher nicht wie bei den nicht selektiven β-Rezeptoren-Blockern als Kompensationsmechanismus angesehen werden, sondern er ist Ausdruck der geringeren Effektivität einer cardio-selektiven β-Rezeptoren-Blockade.

Zusammenfassung

Zusammenfassend ergeben sich folgende hämodynamische Effekte bei akuter Verabreichung eines cardio-selektiven bzw. nicht selektiven β-Rezeptoren-Blockers.

1. Unter Ruhebedingungen hat eine β-Rezeptoren-Blockade infolge des geringen basalen Sympathikotonus nur einen geringen Effekt. Es kommt sowohl unter cardio-selektiver als auch unter nicht selektiver β-Rezeptoren-Blockade zu einer Abnahme der HF und damit auch zu einer Abnahme des HMV. Der Blutdruck bleibt trotzdem relativ stabil, was mit einem gegenregulatorischen Anstieg des PW erklärbar ist.

2. Bei körperlicher Belastung wird unter β-Rezeptoren-Blockade vor allem die HF gesenkt. Die HF-Senkung ist jedoch unter cardio-

selektiver β-Rezeptoren-Blockade ($β_1$-selektive Blockade) weniger effektiv als unter nicht selektiver β-Rezeptoren-Blockade. Es kann angenommen werden, daß das Vorhandensein von $β_2$-Rezeptoren am Herzen, deren Stimulation bei körperlicher Belastung nicht gehemmt wird, für die geringere Effektivität einer cardio-selektiven β-Rezeptoren-Blockade verantwortlich ist.

3. Bei akuter Verabreichung eines nicht selektiven β-Rezeptoren-Blockers kommt es im Gegensatz zu einer cardio-selektiven Blockade infolge der $β_2$-Blockade in den peripheren Gefäßen zu einem Anstieg der diastolischen Blutdrücke unter körperlicher Belastung.

4. Unter nicht cardio-selektiver β-Rezeptoren-Blockade kann im Gegensatz zur cardio-selektiven β-Rezeptoren-Blockade ($β_1$-Rezeptoren-Blocker) über die $β_2$-Rezeptoren-Blockade im venösen Kapazitätsgefäßsystem der Frank-Starling-Mechanismus aktiviert werden. Dadurch kann das Herz die hemmende Wirkung der β-Rezeptoren-Blocker auf die Inotropie-Rezeptoren kompensieren.

4. Hämodynamik einer β-Rezeptoren-Blockade unter psychischem Streß

Ähnlich wie bei körperlicher Belastung kommt es unter psychischen Streßbedingungen zu einer intensiven Stimulation des Herz-Kreislaufsystems, bedingt durch eine Aktivierung des sympathoadrenalen Systems. Dabei kommt es zu einer Freisetzung von Adrenalin und Noradrenalin sowie zu einem Anstieg von HF und Blutdruck [76, 211, 188, 201]. Das Ausmaß der Aktivierung des sympathoadrenalen Systems und damit die Höhe des Anstieges von Adrenalin und Noradrenalin im Plasma bzw. Harn hängt von der Art und Intensität des Stresses ab, wobei die Reizschwelle für die Noradrenalinausschüttung höher liegt als diejenige für die Ausschüttung von Adrenalin [76]. Die Verabreichung von β-Rezeptoren-Blockern im Streß führt demnach erwartungsgemäß zu einem verminderten Anstieg der HF und des Blutdruckes [30, 200, 199, 211, 207, 128, 130, 113]. Genauere hämodynamische Daten unter Streßbedingungen vor und nach β-Rezeptoren-Blockade, insbesondere auch in bezug auf die hormonelle Situation, lagen bisher nicht vor.

A. Hämodynamik einer nicht selektiven β-Rezeptoren-Blockade im Streß

In der folgenden Studie wurde die hämodynamische Auswirkung einer nicht selektiven Blockade unter psychischem Streß untersucht, wobei im speziellen auch das Verhalten der Katecholamine und deren Einfluß auf das Herz-Kreislaufsystem beachtet wurde.

Versuchsdurchführung

Die Untersuchungen wurden an einer Gruppe von sechs freiwilligen, voll informierten, männlichen, gesunden Probanden im Alter zwischen 25 und 28 Jahren durchgeführt. Die Untersuchungen wurden an demselben Probanden zweimal im Abstand von drei Wochen, und zwar im einfachblinden Cross-over-Versuch durchgeführt.

Nach Einführung des Swan-Ganz-Thermodilutionskatheters in die Pulmonalarterie sowie nach Punktion der Arteria radialis zur arteriellen Blutdruckmessung wurden nach Einschaltung einer Ruhepause entweder 15 mg Propranolol i.v. oder Placebo (physiologische Kochsalzlösung) injiziert.

30 Min. danach wurden die Ruhewerte ermittelt, und es erfolgte eine Blutabnahme zur Bestimmung der Katecholamine im Plasma (Adrenalin und Noradrenalin).

Dann erfolgte ein Rechenstreß über 4 Min. Dabei mußten die Probanden im Kopf unter Zeitdruck akustisch gestört (Metronom) Rechenaufgaben lösen. Während der Rechenperiode wurden in der 3. Min. neuerlich sämtliche hämodynamischen Parameter gemessen, und gleichzeitig erfolgte eine Blutabnahme zur Bestimmung der Plasmakatecholaminkonzentration während des Stresses.

Ergebnisse

I. Hämodynamische Veränderungen

In der Abb. 18 sind die hämodynamischen Daten ($\bar{x} \pm$ SE) unter Basalbedingungen und unter Rechenstreß zusammengefaßt.

1. Basalbedingungen

Entsprechend dem typischen hämodynamischen Effekt einer β-Rezeptoren-Blockade in Ruhe kam es unter Propranolol zu einem signifikanten Abfall von HF und SV. Der PW und der diastolische Blutdruck waren signifikant angestiegen.

2. Rechenstreß

Im Kontrollversuch kommt es bei Rechenstreß zu einem Anstieg der HF und des HMV sowie der systolischen und diastolischen Blutdrücke. Der PW nimmt kompensatorisch ab (vergleiche Abbildung).

Unter β-Rezeptoren-Blockade mit Propranolol war unter Rechenstreß der Anstieg der HF und des HMV signifikant vermindert. Der

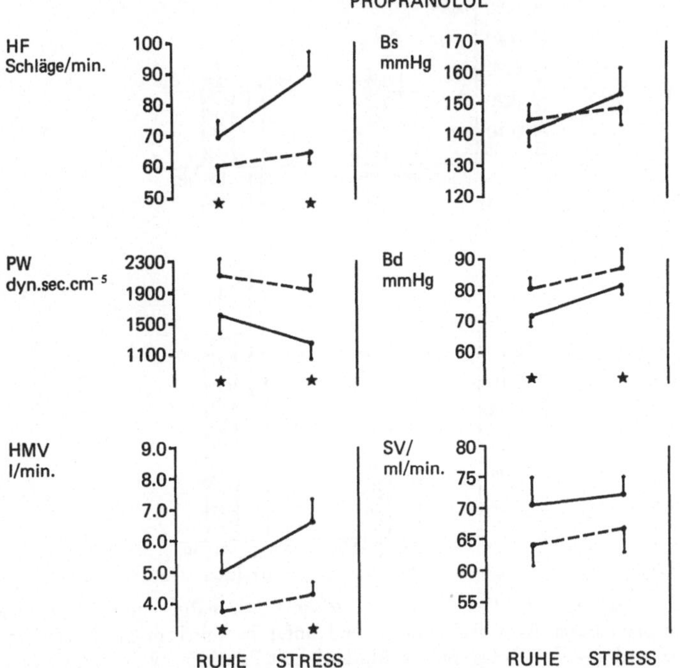

Abb. 18. Mittelwerte ± SE (n = 6) der hämodynamischen Veränderungen unter Basalbedingungen und unter psychischem Streß vor (———) und nach (-----) β-Rezeptoren-Blockade mit Propranolol (15 mg i.v.)

Anstieg der systolischen Blutdrücke war unter Rechenstreß etwas geringer. Die Absolutwerte lagen jedoch, verglichen zum Kontrollversuch, nur um 4 mmHg niedriger. Die diastolischen Blutdrücke lagen hingegen im Streß signifikant höher als im Kontrollversuch.

II. Hormonelle Veränderungen

Die Abb. 19 zeigt Mittelwerte ± SE der Plasmaadrenalin- bzw. Noradrenalinkonzentrationen vor und nach β-Rezeptoren-Blockade.

Unter Kontrollbedingungen kam es im Rechenstreß zu einem signifikanten Anstieg des Plasmaadrenalins, während keine Änderung der Plasmakonzentration für Noradrenalin unter Streß gefunden werden konnte.

Nach β-Rezeptoren-Blockade mit Propranolol fand sich keine signifikante Veränderung der basalen Plasmaadrenalinwerte. Unter Streßbedingungen war nach Propranololgabe ebenfalls ein Anstieg von Adrenalin zu verzeichnen, der sich nicht signifikant vom Kontrollversuch unterschied (vergleiche Abbildung).

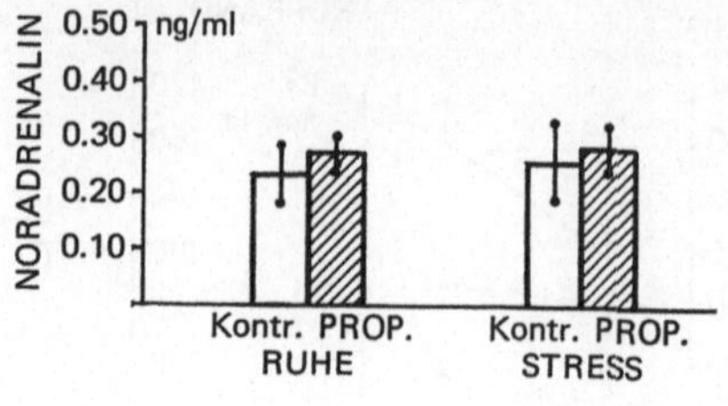

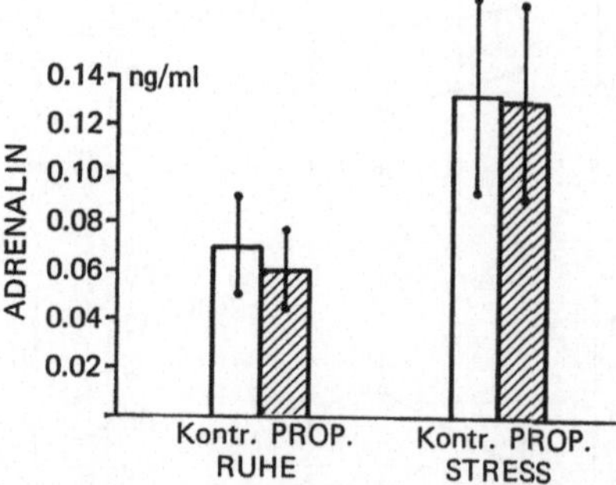

Abb. 19. Mittelwerte ± SE (n = 6) der Plasma-Adrenalin- und Noradrenalin-konzentrationen unter Basalbedingungen und unter psychischem Streß vor (——) und nach (- - - - -) β-Rezeptoren-Blockade mit Propranolol (15 mg i.v.)

Die Noradrenalinkonzentration wurde weder unter Basalbedingungen noch unter Streßbedingungen durch Propranolol beeinflußt.

Diskussion

Unter Ruhebedingungen findet man die typischen hämodynamischen Effekte einer β-Rezeptoren-Blockade nach Propranolol, wie sie im vorhergehenden Kapitel beschrieben wurden. Dabei wird offensichtlich die basale Katecholaminfreisetzung nicht verändert.

Unter den Bedingungen des Rechenstresses kam es erwartungsgemäß zu einem Anstieg der HF und zu einem Blutdruckanstieg. Interessanterweise konnte zwar der HF-Anstieg bei Rechenstreß durch Propranolol signifikant vermindert werden, das Verhalten des Blutdruckes wurde hingegen nicht entscheidend beeinflußt.

Eine Erklärung für die relativ geringe Wirkung von Propranolol auf das Blutdruckverhalten im Streß ergibt sich, wenn man das Verhalten der Katecholamine unter Rechenstreß beachtet. Offensichtlich kann die Ausschüttung von Adrenalin aus dem Nebennierenmark durch eine β-Rezeptoren-Blockade mit Propranolol nicht verhindert werden. Da durch Propranolol zwar die β-Rezeptoren, nicht aber die

α-Rezeptoren blockiert werden, kann ein wesentlicher blutdruck-
steigernder Effekt bei psychischem Streß — nämlich die Stimulation
der α-Rezeptoren durch Adrenalin — nicht verhindert werden.

Im Gegenteil, ähnlich wie unter körperlicher Belastung führt die
Blockade der β_2-Rezeptoren in der Peripherie dazu, daß die
α-Komponente von Adrenalin allein wirksam ist, sodaß die diastolischen Blutdrücke unter Propranolol sogar etwas höher liegen als im
Kontrollversuch.

Unsere Ergebnisse stimmen gut überein mit denen von Ulrych
[211]. Er konnte zeigen, daß eine β-Rezeptoren-Blockade zwar zirka
70 % der cardialen Reaktion auf Rechenstreß eliminiert, der Blutdruckanstieg praktisch aber nicht beeinflußt wurde.

B. Hämodynamischer Effekt einer selektiven β_1-Rezeptoren-Blockade im Streß

In Anbetracht der Tatsache, daß der HF-Anstieg bei psychischem
Streß in erster Linie durch eine Ausschüttung von Adrenalin aus dem
Nebennierenmark verursacht ist, erhebt sich die Frage, welchen Effekt
eine β_1-selektive Blockade bei psychischem Streß hat. Da Adrenalin,
wie erwähnt, seine Wirkung in erster Linie über die β_2-Rezeptoren
entfaltet, wäre theoretisch zu erwarten, daß eine selektive β_1-Rezep-
toren-Blockade nur eine geringe Wirkung im Streß aufweist.

In der nächsten Abbildung (Abb. 20) ist der hämodynamische
Effekt eines psychischen Stresses vor und nach Gabe von 15 mg Celi-
prolol aufgezeigt. Bei Celiprolol handelt es sich um einen selektiven
β_1-Rezeptoren-Blocker mit intrinsischer Eigenaktivität [32].

Ergebnisse

Unter Basalbedingungen kommt es zu einem leichten Anstieg von
HF und systolischem Blutdruck; dieser Effekt dürfte auf die intrinsische Eigenaktivität von Celiprolol zurückzuführen sein.

Wesentlich sind jedoch die Befunde unter Rechenstreß. Unter
„cardio-selektiver“ β-Rezeptoren-Blockade findet man bei psychischem Streß nicht nur unverändert hohe Blutdruckwerte, sondern es
zeigt sich, im Gegensatz zu Propranolol, auch kaum eine Wirkung auf
die HF. Dies kann damit erklärt werden, daß eine selektive β-Rezeptoren-Blockade die Adrenalinwirkung im Streß wenig beeinflußt, weil
Adrenalin vorwiegend über die β_2-Rezeptoren am Herzen wirkt [45,
46, 1].

Sogenannte „cardio-selektive“ β-Rezeptoren-Blocker sind daher
zur Hemmung von cardio-vaskulären Reaktionen auf Streß weniger
geeignet als nicht selektive β-Rezeptoren-Blocker.

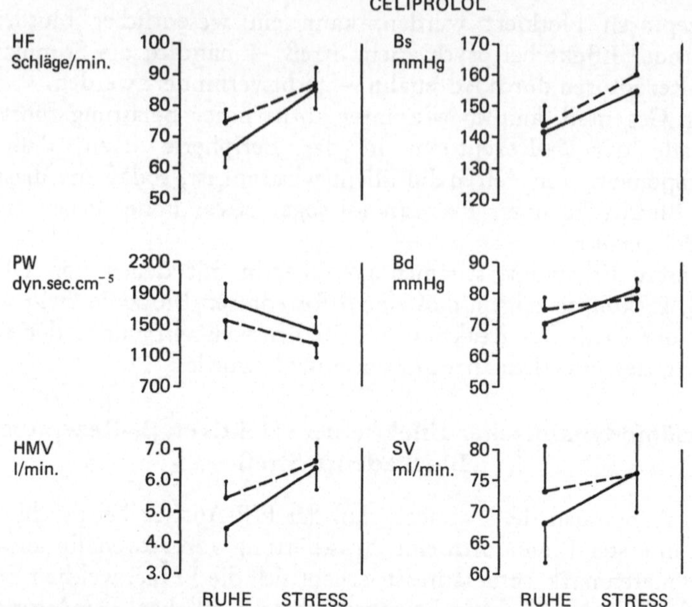

Abb. 20. Mittelwerte ± SE (n = 6) der hämodynamischen Veränderungen unter Basalbedingungen und unter psychischem Streß vor (———) und nach (- - - -) β-Rezeptoren-Blockade mit Celiprolol (15 mg i.v.)

Ein gewisser Effekt könnte im Streß theoretisch dadurch erzielt werden, daß durch die Verabreichung eines selektiven β-Rezeptoren-Blockers ohne intrinsische Eigenaktivität die Ausgangs-HF gesenkt wird (Hemmung der über den neuralen Basistonus vermittelten Noradrenalinwirkung auf die β_1-Rezeptoren, vergleiche Kapitel 2).

Die Anstiegssteilheit der HF im Streß würde zwar nur gering verändert, absolut gesehen würde die HF jedoch, ähnlich wie dies bei Streß durch körperliche Belastung demonstriert werden konnte, niedriger als im Kontrollversuch liegen.

Es sei auch darauf hingewiesen, daß es unter cardio-selektiver β-Rezeptoren-Blockade im Gegensatz zur nicht selektiven Blockade zu keinem diastolischen Blutdruckanstieg gekommen war. Dies dürfte, ähnlich wie bei körperlicher Belastung, auf die fehlende β_2-Blockade in der Peripherie zurückzuführen sein.

Zusammenfassung

Zusammenfassend kann gesagt werden:

1. Unter psychischem Streß kommt es zu einem Anstieg der HF und des HMV sowie zu einer Erhöhung des Blutdruckes.

2. Diese hämodynamischen Veränderungen sind in erster Linie bedingt durch einen erheblichen Anstieg der Plasmaadrenalinkonzentration auf zirka das Doppelte des Ausgangswertes. Die Noradrenalinkonzentration im Plasma ändert sich hingegen unter Rechenstreß kaum.

3. Unter β-Rezeptoren-Blockade wird der Anstieg der Adrenalinkonzentration im Blut nicht beeinflußt. Der grundlegende Mechanismus der Streßreaktion kann somit nicht verhindert werden.

4. Durch nicht selektive β-Rezeptoren-Blockade kann der HF-Anstieg im Streß verhindert werden. Die Wirkung von Adrenalin auf die peripheren Gefäße und damit auf den Blutdruck wird jedoch kaum beeinflußt.

5. Im Vergleich zu einer nicht selektiven β-Rezeptoren-Blockade wird der HF-Anstieg im Streß durch eine selektive β_1-Rezeptoren-Blockade weniger beeinflußt. Die Ursache für den geringeren Effekt einer selektiven β_1-Rezeptoren-Blockade ist darin zu suchen, daß der HF-Anstieg im Streß vorwiegend durch Adrenalin und damit vorwiegend über die β_2-Rezeptoren am Herzen bewirkt wird.

Die Ergebnisse unserer Untersuchungen mit β-Rezeptoren-Blockern im Streß veranlassen zu folgenden Überlegungen:

Patienten, die unter β-Rezeptoren-Blocker-Behandlung stehen, erleben zwar eine Streßsituation als solche nicht in gewohnter Weise, sind ihr aber durchaus psychisch und physisch ausgeliefert. Dies manifestiert sich hämodynamisch im fehlenden HF-Anstieg unter β-Rezeptoren-Blockade im Streß, obwohl der Blutdruck, verglichen zum Kontrollversuch, unverändert hoch ansteigt, sowie in der Tatsache, daß der Plasmaadrenalinanstieg im Streß von Propranolol nicht beeinflußt wird.

β-Rezeptoren-Blocker sind also keine Anxiolytika im herkömmlichen Sinn. In experimentellen Untersuchungen mit Hilfe von EEG-Aufzeichnungen konnte sogar nachgewiesen werden, daß β-Rezeptoren-Blocker eher zu einer zentralen Stimulation, keineswegs aber zu EEG-Veränderungen im Sinne einer Anxiolyse führen [14].

5. Hämodynamik einer β-Rezeptoren-Blockade unter Orthostase

Abgesehen von der Kreislaufregulation unter körperlicher Belastung und unter psychischem Streß spielt die sympathische Aktivität auch bei der Regulation unter den Bedingungen der Orthostase eine Rolle [109]. Unter physiologischen Bedingungen kommt es bekanntlich beim Wechsel von der Horizontallage in die Vertikallage zu einem

4*

Versacken des venösen Blutes und dadurch zu einer Abnahme des venösen Rückflusses zum Herzen. Dies führt zu einer Reduktion des SV und damit des HMV (negativer Frank-Starling-Effekt). Dies würde zu einem Abfall des Blutdruckes führen (vergleiche schematische Abbildung).

Reflektorisch kommt es jedoch zu einer Aktivierung des sympathiko-adrenalen Systems [109].

Dieses stimuliert die α-Rezeptoren, führt zu einer Gefäßverengung und wirkt dadurch dem Blutdruckabfall entgegen. Gleichzeitig führt ein erhöhter Sympathikotonus auch zur Stimulation der β-Rezeptoren und bewirkt dadurch einerseits einen HF-Anstieg, andererseits über die Stimulation der $β_2$-Rezeptoren in den peripheren Gefäßen eine Gefäßerweiterung.

Ein HF-Anstieg ist dann mit einem Anstieg des HMV verbunden, wenn das SV unverändert bleibt. Ein unverändert hohes SV kann jedoch nur durch einen konstanten Rückfluß zum Herzen aufrechterhalten werden [36].

Da unter Sympathikusstimulation die venösen Kapazitätsgefäße erweitert werden ($β_2$-Wirkung), nimmt der venöse Rückfluß und damit das SV unter Orthostase ab, der reflektorische HF-Anstieg ist dadurch in bezug auf das HMV weniger effektiv.

Zusammengefaßt führt die reflektorische Aktivierung des Sympathikotonus bei Orthostase über die α-Rezeptoren-Stimulation und über die HF-Steigerung gegenregulatorisch zu einer Blutdruckstabilität. Bei diesem Gegenregulationsmechanismus muß jedoch die

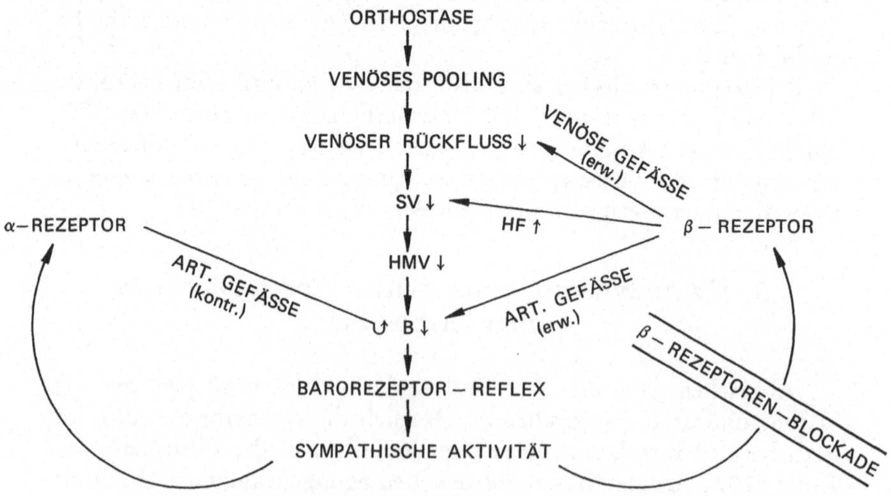

Abb. 21. Hämodynamische Reaktionsmechanismen bei Orthostase

bei Sympathikusstimulation gleichzeitig vorhandene, blutdrucksenkende Komponente (verminderte venöse Ventrikelfüllung, Gefäßerweiterung über die β_2-Rezeptoren) überspielt werden (vergleiche schematische Abb. 21).

Sämtliche hämodynamische Parameter, die bei der Orthostase eine Rolle spielen, werden durch eine β-Rezeptoren-Blockade beeinflußt (vergleiche dazu den experimentellen Teil). Es erhebt sich daher die Frage, wie sich eine β-Rezeptoren-Blockade unter Orthostase auf das Zusammenspiel der verschiedenen hämodynamischen Parameter auswirkt.

Orthostase bei nicht selektiver β-Rezeptoren-Blockade

In der folgenden Studie wurden die hämodynamischen Veränderungen bei Lagewechsel aus der Horizontallage in die Vertikallage bei sechs Normalpersonen im Alter zwischen 24 und 28 Jahren vor und nach β-Rezeptoren-Blockade mit Propranolol (15 mg i.v.) untersucht. Der Orthostaseversuch wurde auf einem Kipptisch, der händisch zu bedienen war, durchgeführt (siehe Methodik).

Ergebnisse

Die Abb. 22 zeigt die hämodynamischen Veränderungen unter Orthostase 1 Min. und 3 Min. nach Lagewechsel. Wie erwartet, sinken unter Orthostase die Pc-Drücke als Ausdruck des verminderten venösen Rückflusses ab. Damit verbunden ist ein erheblicher Abfall des SV auf fast die Hälfte des Ausgangswertes. Dadurch kommt es zu einer Reduktion des HMV, obwohl es zu einem reflektorischen Anstieg der HF gekommen war.

Sowohl die systolischen als auch die diastolischen Blutdrücke steigen als Ausdruck der kompensatorischen Widerstandserhöhung reflektorisch an. Sämtliche hämodynamische Parameter bleiben zwischen der 1. und 3. Min. nach Lagewechsel stabil.

Unter β-Rezeptoren-Blockade findet man unter Basalbedingungen wiederum die typischen hämodynamischen Veränderungen nach Gabe von Propranolol. Es kommt zu einer Reduktion von HF, SV und HMV. Der mittlere Blutdruck bleibt weitgehend stabil.

Die hämodynamische Reaktion auf Orthostase unterscheidet sich erheblich vom Kontrollversuch.

Der Anstieg der HF ist nur geringfügig, das SV fällt kaum ab. Auch die Abnahme des HMV ist geringer als im Kontrollversuch.

Die Blutdrücke (insbesondere die diastolischen Blutdrücke) liegen, verglichen zum Kontrollversuch unter β-Rezeptoren-Blockade, mit

Propranolol deutlich höher. Auch die Pc-Drücke liegen höher als im Kontrollversuch.

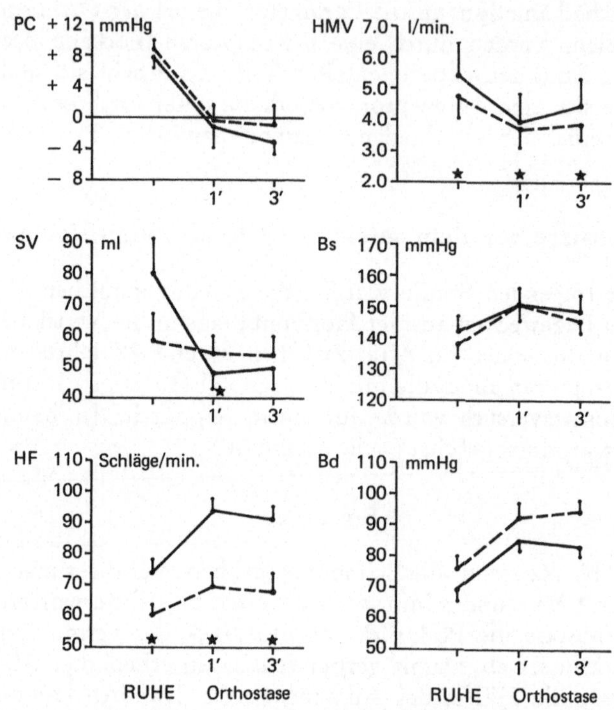

Abb. 22. Mittelwerte ± SE (n = 6) der hämodynamischen Veränderungen bei Lagewechsel aus der Horizontallage in die Vertikallage (Orthostase) vor (———) und nach (-----) β-Rezeptoren-Blockade mit Propranolol (15 mg i.v.)

Diskussion

Die orthostatische Kreislaufregulation wird von nicht selektiven β-Rezeptoren-Blockern offensichtlich an zwei Stellen entscheidend beeinflußt:

1. Durch die Hemmung der HF und möglicherweise auch durch einen besseren venösen Rückfluß (Pc-Drücke) am Herzen kommt es nach β-Rezeptoren-Blockade mit Propranolol zu einer besseren Ventrikelfüllung und damit zu einem geringeren SV-Abfall als ohne β-Rezeptoren-Blockade.

2. Durch die Blockade der β_2-Rezeptoren in den peripheren Gefäßen kommt bei Orthostase nur die reine α-Komponente der

Katecholamine zur Wirkung. Dies manifestiert sich in einem höheren Blutdruck als unter Kontrollbedingungen.

Zusammengefaßt kann gesagt werden, daß durch eine β-Rezeptoren-Blockade mit dem nicht selektiven β-Rezeptoren-Blocker Propranolol die blutdrucksenkende Komponente, die bei der orthostatischen Gegenregulation normalerweise überspielt werden muß (vergleiche oben), neutralisiert wird.

Es sei noch darauf hingewiesen, daß ein gewisser, wenn auch geringfügiger HF-Anstieg in Orthostase trotz β-Rezeptoren-Blockade zu verzeichnen ist. Dies könnte ähnlich wie bei körperlicher Belastung durch eine verminderte Vagushemmung zustande kommen.

Aus den bisher erhobenen hämodynamischen Befunden bei Orthostase wird verständlich, daß in der klinischen Praxis die Tatsache hervorsticht, daß β-Rezeptoren-Blocker in der Hypertonie-Behandlung keine Orthostaseerscheinungen hervorrufen.

Orthostase bei selektiver β_1-Rezeptoren-Blockade („cardio-selektive" β-Rezeptoren-Blockade)

In Abb. 23 sind die Ergebnisse aus einem Orthostaseversuch nach Gabe des cardio-selektiven β-Rezeptoren-Blockers Metoprolol (30 mg i.v.) zusammengefaßt ($\bar{x} \pm$ SE):

Unter Basalbedingungen kommt es, wie erwartet, in erster Linie zu einer Senkung von HF und HMV.

Unter Orthostase ist die Wirkung der cardio-selektiven β-Rezeptoren-Blockade im Vergleich zu einer nicht selektiven Blockade verschieden. Die HF liegt zwar gegenüber dem Kontrollversuch niedriger. Dieser niedrigere Wert ist aber, ähnlich wir wir dies bereits beim psychischen Streß und bei körperlicher Belastung beobachten konnten, vor allem durch den niedrigeren Ausgangswert bedingt. Der Anstieg der HF unter Orthostase wird kaum vermindert.

Die cardio-selektive β-Rezeptoren-Blockade hat keinen Einfluß auf das SV und auf die Pc-Drücke.

Die Blutdrücke liegen sowohl systolisch als auch diastolisch niedriger als im Kontrollversuch.

Diskussion

Bei der Verwendung von cardio-selektiven β-Rezeptoren-Blockern sind in bezug auf die orthostatische Kreislaufregulation zwei wesentliche Aspekte zu beachten:

1. Die orthostatische Kreislaufregulation wird von selektiven β_1-Rezeptoren-Blockern insofern beeinflußt, als die basale HF gesenkt

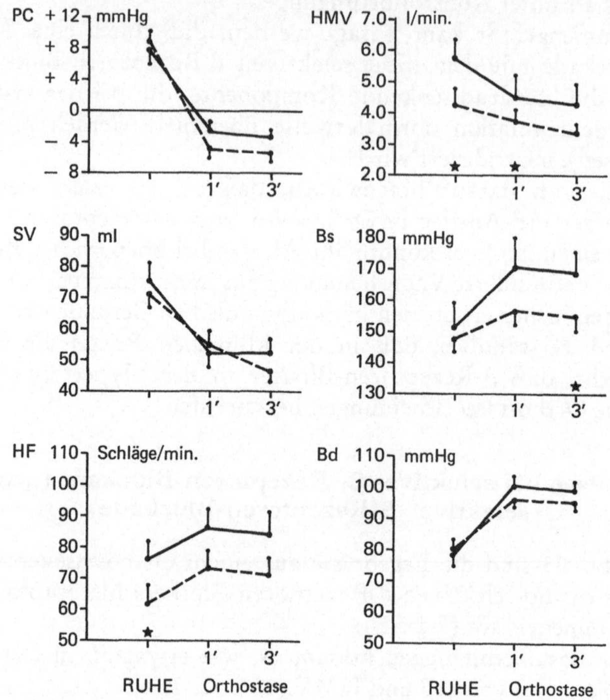

Abb. 23. Mittelwerte ± SE (n = 6) der hämodynamischen Veränderungen bei Lagewechsel aus der Horizontallage in die Vertikallage (Orthostase) vor (———) und nach (- - - - -) β-Rezeptoren-Blockade mit Metoprolol (30 mg i.v.)

wird. Dadurch liegen die HF und das HMV auch unter Orthostasebedingungen, verglichen zum Kontrollversuch, niedriger.

Der Anstieg der HF unter Orthostasebedingungen wird jedoch kaum verhindert. Letzteres dürfte ähnlich wie bei psychischem Streß und bei körperlicher Belastung darauf zurückzuführen sein, daß unter sogenannter cardio-selektiver β-Rezeptoren-Blockade zwar die β_1-Rezeptoren und damit die Noradrenalinwirkung am Herzen blockiert wird, nicht aber die Wirkung des unter Orthostase freigesetzten Adrenalins auf die cardialen β_2-Rezeptoren.

2. Unter selektiver β_1-Rezeptoren-Blockade wird zwar das HMV gesenkt, es kommt aber infolge der fehlenden β_2-Rezeptoren-Blockade zu keiner gegenregulatorischen Hebung des PW.

Daraus resultiert ein niedrigerer Blutdruck nach Gabe von cardioselektiven β-Rezeptoren-Blockern unter Orthostase.

Zusammenfassung

Vergleicht man zusammenfassend unsere Untersuchungen bei Orthostase nach cardio-selektiver und nicht cardio-selektiver β-Rezeptoren-Blockade, so ergibt sich, daß die zusätzliche Blockade der β_2-Rezeptoren in der Peripherie, wie sie mit nicht selektiven β-Rezeptoren-Blockern erfolgt, als sinnvolles Regulativ zur Verhinderung eines Blutdruckabfalls in Orthostase angesehen werden kann. Dieser Regulationsmechanismus kann bei selektiver β_1-Rezeptoren-Blockade nicht wirksam werden.

Hier bestätigen sich unter physiologischen Bedingungen unsere Ergebnisse aus den experimentellen Untersuchungen, nach denen eine selektive β-Rezeptoren-Blockade in das hämodynamische Gleichgewicht störend eingreift, während eine nicht selektive β-Rezeptoren-Blockade dieses Gleichgewicht erhält.

6. Hämodynamik nach chronischer Verabreichung von β-Rezeptoren-Blockern

In den bisherigen Untersuchungen konnte gezeigt werden, daß β-Rezeptoren-Blocker bei akuter Verabreichung zu keiner wesentlichen Beeinflussung des Blutdruckes führen, da der Abfall des HMV zu einem kompensatorischen Anstieg des PW führt. Interessanterweise waren es gut beobachtende Kliniker [163, 79, 97, 231, 96, 162, 163], die feststellen konnten, daß Propranolol bei chronischer Verabreichung einen blutdrucksenkenden Effekt aufweist. Die Blutdrucksenkung beruhte auf einer Reduktion des PW nach chronischer Verabreichung. Aufgrund rein pharmakologischer Erkenntnisse war dies erstaunlich, ja paradox, da aufgrund der β-Rezeptoren-Blockade in den peripheren Blutgefäßen eher eine Steigerung des Blutdruckes zu erwarten wäre.

Es wurden die verschiedensten Theorien über den Wirkungsmechanismus des antihypertensiven Effekts von β-Rezeptoren-Blockern aufgestellt.

So wurden unter anderem ein Adaptationsmechanismus der Baro-Rezeptoren [80, 162, 163] und eine Wirkung über das zentrale Nervensystem [147, 60] diskutiert. Vor allem wurde aber eine Reduktion der Plasmareninaktivität [42, 153, 203] für den blutdrucksenkenden Effekt von β-Rezeptoren-Blockern verantwortlich gemacht.

Diese unterschiedlichen Vorstellungen über die blutdrucksenkende Wirkung von β-Rezeptoren-Blockern bei Hypertonikern veranlaßte uns zu untersuchen, welchen Effekt eine β-Rezeptoren-Blockade nach chronischer Verabreichung auf die Hämodynamik und auf die Plasmaadrenalinkonzentration bzw. Plasmaaldosteronkonzentration und auf das Verhalten der Katecholamine bei Normalpersonen hat.

Eine Stimulierung der β-Rezeptoren über das sympathoadrenale System erhöht die Plasmareninsekretion und beeinflußt dadurch das Reninaldosteronsystem [7, 80, 151, 152, 226, 227]. Da eine körperliche Belastung zu einer erheblichen Aktivierung des sympathoadrenalen Systems führt [119, 33], wurde dieses Modell gewählt, um das Zusammenspiel zwischen Hämodynamik und hormonellen Parametern (Plasmareninkonzentration, Plasmaaldosteron, Katecholamine) bei Normalpersonen zu untersuchen.

Methodik

Die Untersuchungen wurden an sechs Normalpersonen im Alter zwischen 19 und 27 Jahren durchgeführt.

Die Patienten wurden hospitalisiert und erhielten eine Diät, die 120 mmol Kochsalz und 28 mmol Kalium täglich enthielt.

Die körperliche Belastung am Ergometer erfolgte stets erst nach einer 10stündigen Ruhepause im Liegen.

Alle Untersuchungen wurden um 9.00 Uhr morgens begonnen und wurden zur selben Tageszeit unter Kontrollbedingungen und unter β-Rezeptoren-Blockade durchgeführt.

Versuchsablauf

Periode	Tag	Untersuchungen
I	1—2	Ergometertraining
	3	5 Stunden Urinausscheidung der Katecholamine
	4	A. *hämodynamische Untersuchung:*
		a) in Ruhe
		b) unter Belastung im maximalen Steady-state
		c) 10 und 60 Min. nach Belastung
		B. *hormonelle Untersuchungen:*
		1. 5 Stunden Urinausscheidung der Katecholamine
		2. Blutabnahmen zur Plasmareninkonzentrationsbestimmung und Plasmaaldosteronbestimmung und Serum-Kaliumbestimmung
		a) unter Ruhebedingungen
		b) unter Ergometerbelastung
		c) nach Belastung
II	5—18	4×40 mg Propranolol per os täglich
III	19—22	Vorgangsweise entsprechend den Untersuchungen Punkt I
		Weiterführung der Propranolol-Therapie
		letzte Dosis 2 Stunden vor der Ergometerbelastung

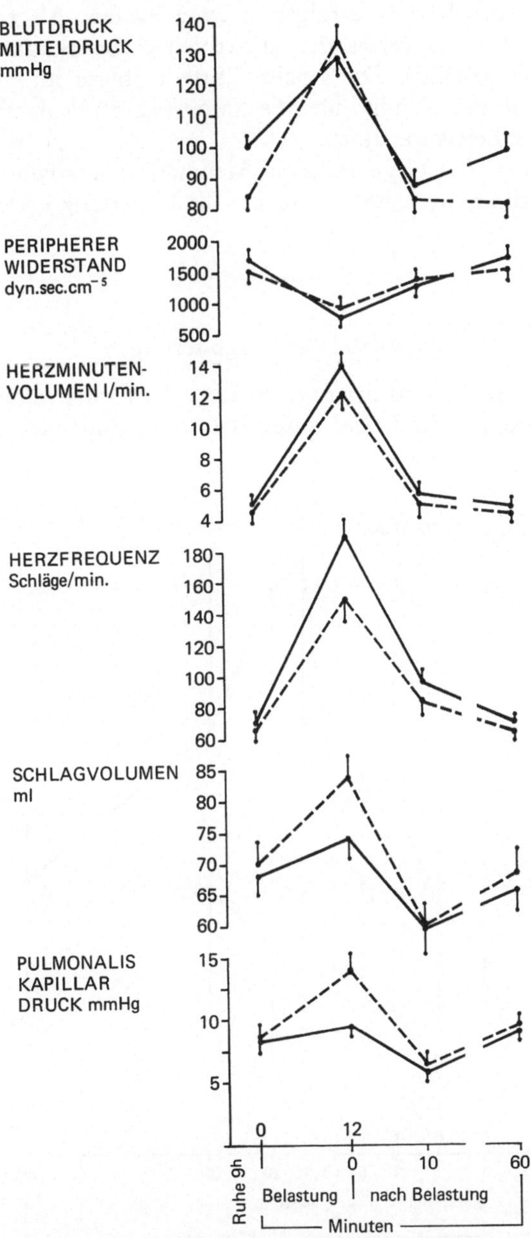

Abb. 24. Mittelwerte ± SE der hämodynamischen Veränderungen in Ruhe, unter körperlicher Belastung und nach Belastung vor (———) und während (-----) chronischer Verabreichung von Propranolol (4×40 mg täglich)

Die Ergometerbelastung erfolgte in zwei Stufen. Als erste Stufe wurden 40 % des Sollwertes der effektiven Arbeitskapazität nach Bühlmann [43] gewählt. Die zweite Stufe erfolgte im maximalen Steady-state und wurde individuell bestimmt (ca. 80 % des Sollwertes der effektiven Arbeitskapazität).

Bezüglich der hämodynamischen Meßmethodik sowie der biochemischen Bestimmungsmethoden sei auf die Einleitung verwiesen.

Ergebnisse

Hämodynamische Veränderungen

In Abb. 24 (S. 59) sind die Ergebnisse ($\bar{x} \pm$ SE) der hämodynamischen Veränderungen in Ruhe, unter Belastung und nach Belastung aufgezeichnet.

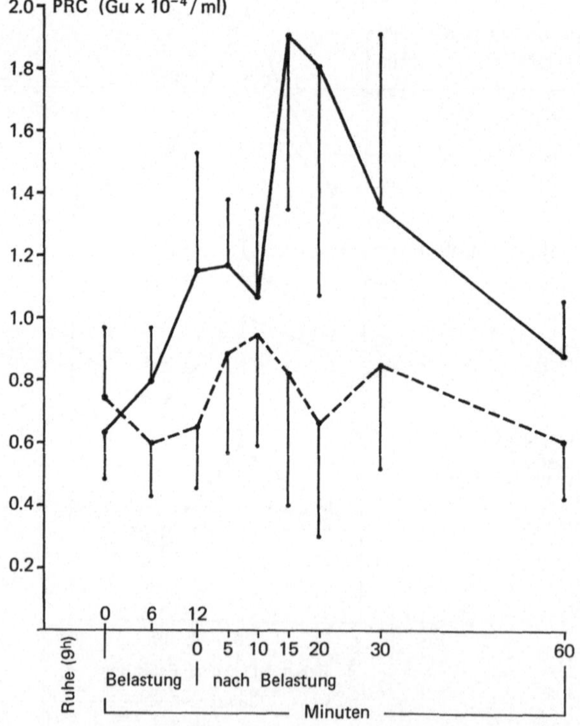

Abb. 25. Mittelwerte ± SE der Plasmareninaktivität in Ruhe, unter körperlicher Belastung und nach Belastung vor (———) und während (-----) chronischer Verabreichung von Propranolol (4×40 mg täglich) (n = 6)

Unter Ruhebedingungen kommt es nach chronischer Verabreichung von Propranolol nicht nur zu einer Abnahme der HF und des HMV, sondern auch zu einer signifikanten Reduktion des PW. Damit verbunden war eine deutliche Abnahme der systolischen (Kontrolle: 150 ± 4,1 SE, Propranolol: 132 ± 3,4 SE) und diastolischen (Kontrolle: 75,2 ± 2,5 SE, Propranolol: 60,3 ± 3,0 SE) Blutdrücke.

Während der körperlichen Belastung lag die HF deutlich niedriger als im Kontrollversuch.

Das SV und die Pc-Drücke waren hingegen signifikant angestiegen. Die Blutdrücke waren unter körperlicher Belastung nicht signifikant verändert. 60 Min. nach Beendigung der körperlichen Belastung waren sämtliche hämodynamische Parameter sowohl im Kontrollversuch als auch unter Propranolol zu den Ausgangswerten zurückgekehrt (vergleiche Abb. 24).

Hormonelle Parameter

Im Kontrollversuch kam es bei körperlicher Belastung zu einem Anstieg der Plasmareninaktivität auf ungefähr das Dreifache des Ausgangswertes. Die maximale Konzentration wurde ca. 15 Min. nach Beendigung der Ergometerbelastung erreicht. Nach chronischer Ver-

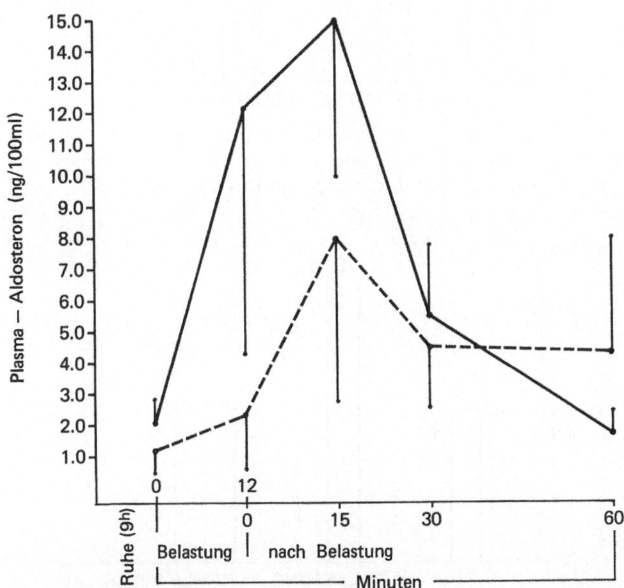

Abb. 26. Mittelwerte ± SE (n = 6) der Plasmaaldosteronaktivität in Ruhe, unter körperlicher Belastung und nach Belastung vor (———) und während (- - - - -) chronischer Verabreichung von Propranolol (4×40 mg täglich)

abreichung von Propranolol wurde der belastungsbedingte Plasmareninanstieg deutlich unterdrückt. Die basale Plasmareninkonzentration änderte sich jedoch vor und während Propranololtherapie nicht (vergleiche Abb. 25).

Die Plasmaaldosteronkonzentration (Abb. 26) stieg ebenfalls unter körperlicher Belastung signifikant an. Dieser Effekt war auch nach zweiwöchiger Therapie, wenn auch im geringeren Ausmaß, noch zu finden.

Abb. 27 demonstriert, daß es nach körperlicher Belastung zu einer vermehrten Ausscheidung von Katecholaminen im Harn gekommen war. Dieser Effekt konnte sowohl im Kontrollversuch als auch unter Propranololtherapie gefunden werden.

Die Serum-Kaliumkonzentration stieg bei beiden Versuchsserien unter körperlicher Belastung an und erreichte 30 Min. nach Beendigung der Belastung wieder den Ausgangswert (Abb. 28).

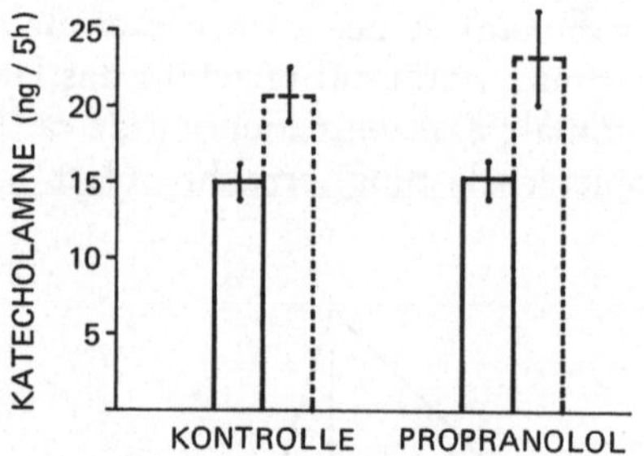

Abb. 27. Mittelwerte ± SE (n = 6) der Harnausscheidung (0—5 Stunden) der Gesamtkatecholamine in Ruhe (————) und nach körperlicher Belastung (-----) vor und während chronischer Verabreichung von Propranolol (4 × 40 mg täglich)

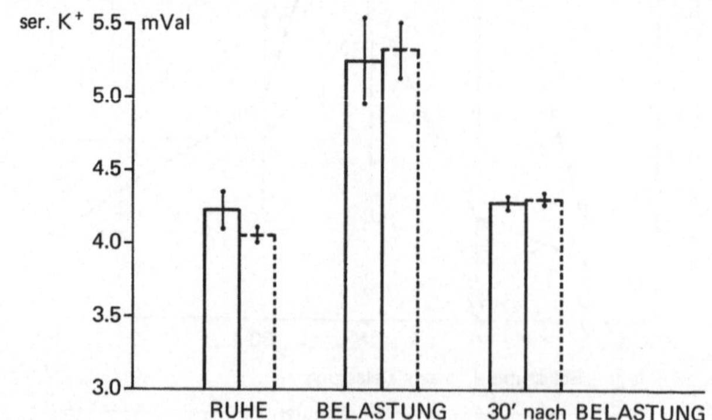

Abb. 28. Mittelwerte ± SE (n = 6) der Serum-Kaliumkonzentrationen in Ruhe, unter Ergometerbelastung und 30 Min. nach Belastung vor (————) und während (-----) chronischer Verabreichung von Propranolol (4 × 40 mg täglich)

Diskussion

Auffällig an den erhobenen Befunden ist primär die Tatsache, daß es nach chronischer Verabreichung von Propranolol zu einer systolischen und diastolischen Blutdrucksenkung in Ruhe gekommen war. Dieser Effekt ist bedingt durch eine Reduktion des HMV und des PW. Dies erscheint, wie erwähnt, in Anbetracht der pharmakologischen Wirkungen einer klassischen β-Rezeptoren-Blockade paradox, da ja aufgrund der β_2-Rezeptoren-Blockade eher ein Blutdruckanstieg unter Propranolol zu erwarten wäre, wie dies ja auch nach akuter Verabreichung zu beobachten ist.

Im Gegensatz zu den Ruhebedingungen ist unter körperlicher Belastung kein blutdrucksenkender Effekt unter Propranololtherapie zu beobachten. Hier dürfte sich demnach die β_2-Blockade in den peripheren Gefäßen stärker bemerkbar machen als unter Ruhebedingungen. Allerdings kommt es nach chronischer Verabreichung von Propranolol zu keinem Anstieg der diastolischen Blutdrücke, wie dies unter akuter Verabreichung zu beobachten ist. Interessant ist die Tatsache, daß es nach chronischer Propranololtherapie im Gegensatz zur akuten Verabreichung zu keinem SV-Abfall in Ruhe gekommen war. Dieses Ergebnis steht jedoch im Einklang mit den Untersuchungen von Hansson [96], nach denen es unter Ruhebedingungen bei chronischer Verabreichung von Propranolol zu Adaptationsvorgängen kommt, bei denen sich das anfänglich erniedrigte SV wieder normalisiert.

Weiters zeigte sich, daß es unter chronischer Verabreichung von Propranolol zu einem kompensatorischen Anstieg des SV unter Belastung gekommen war.

Dadurch war das HMV im Vergleich zum Ausmaß der HF-Senkung unter Belastung nur geringfügig niedriger (vergleiche Abb. 23). Der Anstieg des SV war begleitet von einem Anstieg der Pc-Drücke. Offensichtlich kann nach chronischer Verabreichung von β-Rezeptoren-Blockern das SV über den Frank-Starling-Mechanismus nicht nur, wie im Akutversuch, aufrechterhalten, sondern sogar kompensatorisch erhöht werden. Das höhere SV weist darüber hinaus darauf hin, daß der im pharmakologischen Experiment nachweisbare „chinidinartige" Effekt von Propranolol [174] in bezug auf die klinische Anwendung eher zu vernachlässigen sein dürfte. Anderenfalls wäre das Myocard nicht in der Lage, trotz Blockade der Inotropie-Rezeptoren eine höhere Auswurfleistung zu erbringen als ohne Blockade. Der kompensatorische Anstieg des SV dürfte übrigens zum Teil auch dafür verantwortlich sein, daß der systolische Blutdruck unter körperlicher Belastung nicht gesenkt wurde („SV-Hypertonie").

Hormonelle Parameter

Kurz nach Beendigung der Ergometerbelastung kam es zu einem Anstieg der Plasmareninaktivität und der Plasmaaldosteronkonzentration.

Propranolol unterdrückt die Reninfreisetzung unter körperlicher Belastung, während der Anstieg von Aldosteron nicht im gleichen Ausmaß gehemmt werden konnte. Parallel mit dem Anstieg von Aldosteron konnte ein Anstieg der Serum-Kaliumkonzentration vor und nach Propranololtherapie beobachtet werden. Diese Befunde können dahingehend gedeutet werden, daß die Reninfreisetzung unter körperlicher Belastung in erster Linie durch eine erhöhte sympathische Aktivität verursacht wird, während der Anstieg von Aldosteron zusätzlich durch einen Anstieg der Serum-Kaliumkonzentration unter körperlicher Belastung bedingt sein könnte [42].

Die erhöhte Harnausscheidung von Katecholaminen kann als Ausdruck der vermehrten sympathischen Aktivität unter körperlicher Belastung angesehen werden. Dieser Effekt kann durch Propranolol nicht gehemmt werden. Der Befund entspricht unseren Ergebnissen aus den Untersuchungen unter psychischem Streß, nach denen von β-Rezeptoren-Blockern zwar die physische Auswirkung einer sympathischen Stimulation, nicht aber die sympathische Aktivität als solche gehemmt wird (vergleiche Kapitel 4).

Korrelation zwischen hämodynamischen und hormonellen Parametern

Es erhebt sich die Frage, ob die eben beschriebenen Einflüsse von Propranolol auf das Renin-Aldosteron-System mit den Veränderungen der Hämodynamik korrelieren bzw. ob diese Veränderungen Aufschluß über die blutdrucksenkende Wirkung von β-Rezeptoren-Blockern geben können.

Bei genauer Analyse zeigt sich jedoch, daß eher eine Dissoziation zwischen den hämodynamischen und hormonellen Parametern in unserer Versuchsanordnung zu finden ist.

So findet man unter Ruhebedingungen bei Normalpersonen keinen Effekt von Propranolol auf die Plasmareninaktivität, obwohl es zu einer Abnahme des PW und der Blutdrücke gekommen war. Unter körperlicher Belastung war hingegen der PW bzw. der Blutdruck unverändert hoch, obwohl der Anstieg der Plasmareninaktivität völlig unterdrückt war.

Demnach dürfte die Unterdrückung der Plasmareninaktivität unter Propranolol keinen Einfluß auf die hämodynamischen Parameter hervorrufen. Unsere Befunde sprechen daher gegen die Hypothese, daß die blutdrucksenkende Wirkung von β-Rezeptoren-Blockern auf die Unterdrückung der Reninaktivität zurückzuführen ist.

Es kann weiter angenommen werden, daß der Abfall des PW unter Propranolol nichts mit der Blockade der β-Rezeptoren im peripheren Herz-Kreislauf-System zu tun haben dürfte. Im Gegenteil, dort, wo sich die β-Rezeptoren-Blockade besonders auswirkt — nämlich unter körperlicher Belastung —, war der blutdrucksenkende Effekt weniger ausgeprägt als unter Ruhebedingungen. Zudem fand sich auch keine Korrelation zwischen dem Ausmaß der Blockade, gemessen an der HF in Ruhe und dem blutdrucksenkenden Effekt.

Eine sichere Erklärung für die paradoxe Blutdrucksenkung von Propranolol kann anhand der vorliegenden Befunde nicht gegeben werden.

Im klinischen Teil dieser Arbeit soll auf das Für und Wider der verschiedenen derzeit diskutierten Theorien für die blutdrucksenkende Wirkung von β-Rezeptoren-Blockern eingegangen werden.

Zusammenfassung

1. Zusammenfassend kann gesagt werden, daß Propranolol nach chronischer Verabreichung bei Normalpersonen im Gegensatz zur akuten Verabreichung einen zusätzlichen blutdrucksenkenden Effekt aufweist. Dieser Effekt muß daher bei der Beurteilung der hämodynamischen Wirkung eines β-Rezeptoren-Blockers unter chronischer Verabreichung neben der klassischen Wirkung einer β-Rezeptoren-Blockade mit berücksichtigt werden. Somit kommen bei einer Therapie mit Propranolol drei Komponenten auf den Blutdruck zur Wirkung, die zum Teil miteinander konkurrieren:

A. ein gefäßerweiternder Effekt, der mit der Blockade der β-Rezeptoren im peripheren Herz-Kreislauf-System nichts zu tun haben dürfte;

B. die Senkung des HMV (β-Rezeptoren-Blockade);

C. eine gefäßverengende Komponente durch die Blockade der β_2-Rezeptoren in der Peripherie bei nicht selektiven Substanzen.

2. Nach chronischer Verabreichung eines β-Rezeptoren-Blockers kommt es im Gegensatz zur akuten Verabreichung zu keinem Abfall des SV unter Ruhebedingungen. Unter körperlicher Belastung ist das SV sogar kompensatorisch erhöht.

3. Die Aktivierung des sympathoadrenalen Systems durch körperliche Belastung führt bei Normalpersonen zu einem Anstieg der Plasmareninaktivität und der Plasmaaldosteronaktivität. Nach Verabreichung von Propranolol erfolgt kein Anstieg der Plasmareninaktivität mehr. Dieser Effekt von Propranolol auf das Renin-

Aldosteron-System steht jedoch in keinem ursächlichen Zusammenhang mit dessen Wirkung auf das Herz-Kreislauf-System.

7. Intrinsische Eigenaktivität der β-Rezeptoren-Blocker

In der Einleitung wurde darauf hingewiesen, daß man bei der Interaktion von Rezeptor und Wirkstoff grundsätzlich zwischen der Affinität zum Rezeptor und der vorhandenen intrinsischen Aktivität, die für die Auslösung der charakteristischen biologischen Reaktion verantwortlich ist, unterscheiden muß.

Wenn ein Rezeptor von einem Molekül zwar belegt wird (Affinität zum Rezeptor), aber keine intrinsische Aktivität entwickelt, so kann diese Substanz als Antagonist oder Rezeptor-Blocker im klassischen Sinn bezeichnet werden [174]. Es besteht aber nun die Möglichkeit, daß ein Molekül neben seinen Affinitätseigenschaften eine gewisse, im Vergleich zum idealen Agonisten jedoch schwächere intrinsische Aktivität besitzt. Ein solches Molekül wird zwar eine mehr oder weniger ausgeprägte Eigenwirkung ausüben, gleichzeitig jedoch die Moleküle des idealen Agonisten mit wesentlich höherer Eigenwirkung von der Interaktion mit dem Rezeptor abhalten. Man spricht in diesem Fall von „Rezeptor-Blockern mit intrinsischer Aktivität" [174] (vergleiche Abb. 3).

Im pharmakologischen Modell manifestiert sich die intrinsische Eigenaktivität eines β-Rezeptoren-Blockers dadurch, daß er am isolierten Meerschweinchenvorhof eine Kontraktilitäts- und Frequenzzunahme bewirkt [174].

Für die Praxis stellt sich die Frage, ob und inwieweit das Vorhandensein einer intrinsischen, sympathomimetischen Eigenwirkung bei der klinischen Verwendung eines β-Rezeptoren-Blockers von Bedeutung ist.

Bekannt ist, daß Dichlorisoproterenol (DCI) — der älteste β-Rezeptoren-Blocker überhaupt — wegen seiner sehr starken sympathomimetischen Eigenwirkung keine therapeutische Verwendung gefunden hat. Diese Substanz wirkte mehr als Sympathikomimetikum und nicht mehr als Sympathikolytikum [174].

Auswirkung der intrinsischen Eigenaktivität am Herzen

Im folgenden werden die Untersuchungsergebnisse zur Wirkung von drei verschiedenen β-Rezeptoren-Blockern in äquipotenten Dosen auf HF und SV im Hinblick auf die intrinsische Eigenaktivität dargestellt.

Bei Propranolol (15 mg i.v.) handelt es sich um einen β-Blocker ohne intrinsische Eigenaktivität [8], bei Mepindolol-Sulfat (0,5 mg i.v.) um einen β-Blocker mit milder [26] und bei Celiprolol (30 mg i.v.) um einen β-Blocker mit ausgeprägter [32] sympathomimetischer Eigenaktivität.

In Abb. 29 sind die Ergebnisse aus den Untersuchungen bei je neun Probanden ($\bar{x} \pm$ SE) zusammengefaßt.

Es zeigt sich, daß es unter Propranolol zu einer deutlichen Abnahme der HF und des SV kommt, unter Mepindolol-Sulfat ist die Abnahme der HF geringer, auf das SV kann kein Effekt erzielt werden. Unter Celiprolol kann eine Zunahme der HF und des SV beobachtet werden.

Daraus ergibt sich, daß die intrinsische, sympathomimetische Eigenschaft hämodynamisch durchaus wirksam ist und daher bei der Auswahl eines β-Rezeptoren-Blockers für die klinische Praxis beachtet werden sollte.

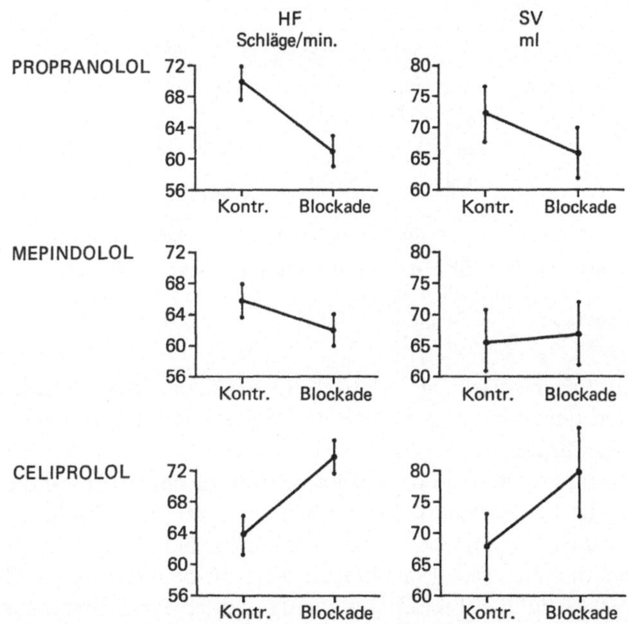

Abb. 29. Mittelwerte ± SE (n = 6) der Herzfrequenz (HF) und des Schlagvolumens (SV) vor und nach β-Rezeptoren-Blockade mit äquipotenten Dosen von Propranolol, Mepindolol-Sulfat und Celiprolol in Ruhe

Das völlige Fehlen einer Wirkung von Mepindolol-Sulfat auf das SV könnte damit erklärt werden, daß es neben der intrinsischen Eigen-

5*

aktivität zusätzlich noch eine relative Frequenzselektivität besitzt (siehe Kapitel 2).

Es erhebt sich die Frage, ob sich der unter Ruhebedingungen gefundene unterschiedliche Effekt zwischen β-Rezeptoren-Blockern ohne intrinsischer Eigenaktivität auch bei ausgeprägter sympathomimetischer Stimulation bemerkbar macht.

In Abb. 30 ist daher der Effekt von Propranolol und Mepindolol-Sulfat auf HF und SV unter Belastung gegenübergestellt (Celiprolol kann als „selektiver β_1-Rezeptoren-Blocker" nicht zum Vergleich herangezogen werden, da die fehlende Blockade der β_2-Rezeptoren am Herzen die Ergebnisse verfälschen würde).

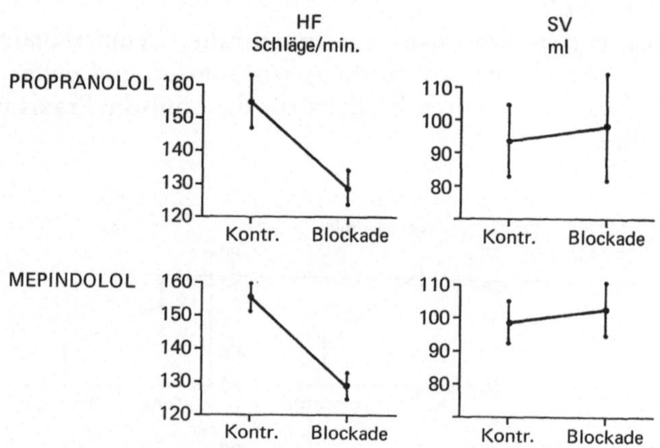

Abb. 30. Mittelwerte $\pm$ SE (n = 6) der Herzfrequenz (HF) und des Schlagvolumens (SV) vor und nach β-Rezeptoren-Blockade mit äquipotenten Dosen von Propranolol und Mepindolol-Sulfat unter körperlicher Belastung

Erstaunlicherweise zeigt sich, daß unter körperlicher Belastung kein Unterschied der Wirkung auf HF und SV zwischen den beiden Medikamenten zu finden ist.

Es kommt unter beiden Medikamenten zu einer HF-Senkung ungefähr im gleichen Ausmaß, das SV bleibt unverändert hoch.

Offensichtlich spielt bei hoher sympathischer Aktivität, wie dies bei körperlicher Belastung der Fall ist, eine milde intrinsische Aktivität in bezug auf die HF-Hemmung wenig Rolle. Möglicherweise hängt dies damit zusammen, daß es ja unter körperlicher Belastung trotz β-Rezeptoren-Blockade ohnehin infolge des Wegfalls des Vagustonus zu einem HF-Anstieg kommt, wodurch mögliche Unterschiede in einer leichten intrinsischen Eigenaktivität ausgeglichen werden könnten.

Die Tatsache, daß die Höhe des SV auch nach Propranolol unter körperlicher Belastung nicht verändert wird, bestätigt die bereits früher erhobenen Befunde, nämlich, daß die Hemmung der Kontraktilität über andere Mechanismen (Frank-Starling-Mechanismus) ausreichend kompensiert werden kann.

Es sei darauf hingewiesen, daß die Verhältnisse nach chronischer Verabreichung von Propranolol insofern etwas anders liegen, als es unter diesen Bedingungen offensichtlich bereits in Ruhe zu einer Adaptation des SV kommt (vergleiche Kapitel 6).

Intrinsische Eigenaktivität an den peripheren Gefäßen

Es wurde in der vorliegenden Arbeit an verschiedenen Stellen mehrmals darauf hingewiesen, daß die β_2-Rezeptoren-Blockade in den peripheren Gefäßen eine blutdrucksteigernde Komponente darstellt, die jedoch bei chronischer Verabreichung durch die gleichzeitig vorhandene hypotensive Wirkung der β-Rezeptoren-Blocker über die Senkung des PW und des HMV weitgehend überspielt wird.

Die blutdrucksteigernde Komponente durch die β_2-Rezeptoren-Blockade macht sich nur insofern auf indirektem Wege bemerkbar, als die hypotensive Wirkung der nicht selektiven β-Rezeptoren-Blocker unter körperlicher Belastung weniger ausgeprägt ist als in Ruhe (vergleiche Kapitel 3). Theoretisch wäre es denkbar, daß durch eine intrinsische Eigenaktivität diese blutdrucksteigernde Komponente teilweise kompensiert werden kann. In Tab. 3 sind zu dieser Frage die Ergebnisse aus einer Studie aufgelistet ($\bar{x} \pm$ SE), bei der an insgesamt fünf Patienten in zwei Therapiephasen zu je vier Wochen randomisiert

Tabelle 3. *Blutdruckmittelwerte $\pm$ SE (n = 5) unter chronischer Verabreichung eines β-Rezeptoren-Blockers ohne (3$\times$40 mg Propranolol) und eines Blockers mit (2$\times$2,5 mg Mepindolol-Sulfat) intrinsischer Eigenaktivität*

		Bs mmHg	Bd mmHg	Bm mmHg
Ruhewerte:				
Propranolol	$\bar{x}$	132,60	69,00	90,00
	SE	7,00	5,33	5,69
Mepindolol	$\bar{x}$	137,60	70,00	93,80
	SE	6,02	3,69	4,26
Belastung:				
Propranolol	$\bar{x}$	180,40	83,60	108,50
	SE	12,72	4,40	5,49
Mepindolol	$\bar{x}$	175,00	72,80	99,90
	SE	5,29	3,93	5,20

einmal ein nicht selektiver β-Rezeptoren-Blocker mit intrinsischer Eigenaktivität (2×2,5 mg Mepindolol-Sulfat) und einmal einer ohne intrinsische Eigenaktivität (3×40 mg Propranolol) in äquipotenten Dosen verabreicht wurde.

Am Ende jeder Therapiephase wurden die Blutdrücke blutig in Ruhe und unter körperlicher Belastung gemessen:

Unter Ruhebedingungen findet man keine unterschiedliche Wirkung der beiden Medikamente auf den Blutdruck.

Unter körperlicher Belastung hingegen lagen die diastolischen Blutdruckwerte unter Mepindolol-Sulfat signifikant niedriger als unter Propranolol, auch der Blutdruckmitteldruck lag signifikant niedriger.

Eine Erklärungsmöglichkeit für die unterschiedliche Wirkung der beiden Medikamente auf den Blutdruck wäre, daß Mepindolol-Sulfat eine stärkere unspezifische gefäßerweiternde Wirkung (antihypertensive Wirkung der β-Blocker) aufweist als Propranolol. Dagegen spricht allerdings die Tatsache, daß unter Ruhebedingungen keine unterschiedliche Wirkung auf den Blutdruck festzustellen ist.

Die unterschiedliche Wirkung auf den Blutdruck unter körperlicher Belastung wäre hingegen damit erklärbar, daß bei β-Rezeptoren-Blockern mit intrinsischer Eigenaktivität auf die β_2-Rezeptoren in den peripheren Gefäßen die blutdrucksteigernde Komponente der nicht selektiven β-Blocker weniger ausgeprägt ist als bei solchen Substanzen, die keine intrinsische Eigenaktivität aufweisen. Da die blutdrucksteigernde Komponente (vergleiche Kapitel 3) der nicht selektiven β-Rezeptoren-Blocker in erster Linie unter körperlicher Belastung zur Wirkung kommt, macht sich dieser Unterschied auch nur dabei, nicht aber in Ruhe bemerkbar.

Zusammenfassung

Zusammenfassend kann gesagt werden:

1. Unter Ruhebedingungen kann eine milde intrinsische Eigenaktivität eines β-Rezeptoren-Blockers eine zu starke Senkung von HF und SV verhindern. In bezug auf das Blutdruckverhalten besteht kein Unterschied zwischen β-Rezeptoren-Blockern mit und ohne intrinsischer Aktivität in Ruhe.

2. Eine β-Rezeptoren-Blockade mit zu starker intrinsischer Aktivität führt zu einer „paradoxen" Wirkung auf HF und SV (im Sinne eines Anstieges).

3. Unter körperlicher Belastung besteht weder in bezug auf die HF-Senkung noch im Hinblick auf die Größe des SV ein Unterschied zwischen β-Rezeptoren-Blockern mit und ohne intrinsischer Eigenaktivität.

Tabelle 4. *Wirkung der verschiedenen Klassen der β-Rezeptoren-Blocker auf die verschiedenen hämodynamischen Parameter unter den Bedingungen der Ruhe, Belastung, psychischen Streß und Orthostase*

		selektiv		nicht selektiv ohne intr. Akt.		nicht selektiv mit intr. Akt.	
		akut	chronisch	akut	chronisch	akut	chronisch
HF	Ruhe	↓	(↓)	↓	(↓)	(↓)	(↓)
	Belastung	↓	↓	↓↓	↓↓	↓↓	↓↓
	Streß	(↓)	(↓)	↓↓	↓↓	↓↓	↓↓
	Orthostase	↓	↓	↓↓	↓↓	↓↓	↓↓
SV	Ruhe	↓	(↓)	↓	(↓)	(↓)	(↓)
	Belastung	(↓)	(↓)	(—)	(—)	(—)	(—)
	Streß	(↓)	(↓)	(—)	(—)	(—)	(—)
	Orthostase	(—)	(—)	↑	↑	↑	↑
HMV	Ruhe	↓↓	↓	↓↓	↓	↓	↓
	Belastung	↓	↓	↓	↓	↓	↓
	Streß	(↓)	(↓)	↓	↓	↓	↓
	Orthostase	↓	↓	↓	↓	↓	↓
Bs	Ruhe	↓	↓	↓	↓	↓	↓
	Belastung	↓	↓	↓	↓	↓	↓
	Streß	(↓)	(↓)	(↓)	(↓)	(↓)	(↓)
	Orthostase	↓	↓	(—)	(—)	(—)	(—)
Bd	Ruhe	(—)	↓	(—)	↓	(—)	↓
	Belastung	(—)	(↓)	↑	(—)	(↑)	(↓)
	Streß	(—)	(—)	↑	(—)	(↑)	(—)
	Orthostase	↓	↓	↑	↑	↑	↑
PW	Ruhe	(↑)	(—)	(↑)	(—)	(↑)	(—)
	Belastung	(↑)	(—)	(↑)	(—)	(↑)	(—)
	Streß	(—)	(—)	↑	(—)	(↑)	(—)
	Orthostase	(—)	(—)	↑	↑	↑	↑
Pc	Ruhe	(—)	(—)	(—)	(—)	(—)	(—)
	Belastung	(↑)	(↑)	↑	↑	↑	↑
	Streß	(—)	(—)	(—)	(—)	(—)	(—)
	Orthostase	(↓)	(↓)	(↑)	(↑)	(↑)	(↑)

↓↓ starke Abnahme, ↓ Abnahme, (↓) leichte Abnahme, (—) kein Effekt, ↑ Anstieg, (↑) leichter Anstieg.

HF = Herzfrequenz, SV = Schlagvolumen, HMV = Herzminutenvolumen, Bs = syst. Blutdruck, Bd = diast. Blutdruck, PW = peripherer Widerstand, Pc = Pulmonaliscapillardruck.

4. Die blutdrucksteigernde Komponente einer nicht selektiven β_2-Rezeptoren-Blockade bei Belastung kann hingegen durch eine intrinsische Eigenaktivität teilweise neutralisiert werden.

5. Bezüglich der intrinsischen Aktivität sei noch auf einen Vorteil hingewiesen, der im Grunde genommen nichts mit der Kreislaufwirkung einer β-Rezeptoren-Blockade zu tun hat.

Bekanntlich hemmen nicht selektive β-Rezeptoren-Blocker durch ihre β_2-Rezeptoren-Blockade die erweiternde Wirkung von Adrenalin auf die Bronchialmuskulatur.

Dadurch besteht die Gefahr, daß durch eine Therapie mit β-Rezeptoren-Blockern bei Patienten mit Neigung zu einer obstruktiven Atemwegserkrankung ein Bronchospasmus ausgelöst wird. Diese Gefahr ist bei β-Rezeptoren-Blockern mit intrinsischer Eigenaktivität geringer, da eine gewisse stimulierende Wirkung auf die Bronchialmuskulatur bestehen bleibt [17, 16, 210, 121].

In Tab. 4 sind die verschiedenen Wirkungen der cardio-selektiven und nicht selektiven β-Rezeptoren-Blocker mit und ohne intrinsischer Aktivität auf die verschiedenen hämodynamischen Parameter in Ruhe, unter körperlicher Belastung, bei Streß und bei Orthostase bei akuter und chronischer Verabreichung zusammenfassend gegenübergestellt.

8. Die sogenannte „negativ-intrope" Wirkung von β-Rezeptoren-Blockern

Von vielen praktisch tätigen Ärzten wird die Verordnung von β-Rezeptoren-Blockern mit einer sehr großen Zurückhaltung geübt, und zwar deshalb, weil die Folgen der sogenannten negativ-inotropen Wirkung von β-Rezeptoren-Blockern — nämlich eine cardiale Dekompensation — befürchtet wird. Dazu muß primär festgestellt werden, daß der „Ausdruck „negativ-inotrope Wirkung" ungenau ist und die tatsächlichen Verhältnisse nicht in adäquater Weise charakterisiert.

Von negativ-inotroper Wirkung kann eigentlich nur dort gesprochen werden, wo eine Substanz tatsächlich eine direkte Beeinflussung der Myocardfunktion bewirkt. Dies ist aber bei Blockade der β-Rezeptoren nicht der Fall. Die sogenannte „negativ-inotrope Wirkung" einer β-Rezeptoren-Blockade besteht lediglich darin, daß die Stimulation der β-Rezeptoren durch Katecholamine verhindert wird, sodaß eine Kontraktilitätssteigerung nicht erfolgen kann. Eine gewisse Gefahr zur cardialen Dekompensation unter β-Rezeptoren-Blockern ist demnach nur dann gegeben, wenn das Herz zur Aufrechterhaltung seiner Auswurfleistung einen erhöhten Sympathikotonus benötigt.
Die echte negativ-inotrope Wirkung bzw. cardio-depressive Wirkung

der β-Rezeptoren-Blocker hat hingegen mit ihrer β-Rezeptoren-blok-kierenden Eigenschaft als solcher gar nichts zu tun. Alle β-Rezeptoren-Blocker haben nämlich zusätzlich auch eine mehr oder weniger ausgeprägte membranstabilisierende Wirkung, die auch als chinidinartiger Effekt bezeichnet wird [174, 214].

Allerdings tritt diese chinidinartige Wirkung der β-Rezeptoren-Blocker erst bei viel höheren Dosen auf als sie zur Erzielung einer β-Rezeptoren-Blockade benötigt werden [84].

Theoretisch sind es vier Faktoren, die die Gefahr einer cardialen Dekompensation unter β-Rezeptoren-Blocker-Therapie verringern können:
1. ein geringer chinidinartiger Effekt,
2. eine intrinsische Eigenaktivität,
3. eine gewisse Frequenzselektivität und
4. die Aktivierung des Frank-Starling-Mechanismus.

Es muß in diesem Zusammenhang jedoch darauf hingewiesen werden, daß die verschiedenen Faktoren ein unterschiedliches Gewicht haben. Es konnte in den bisherigen Untersuchungen vor allem gezeigt werden, daß die Aktivierung des Frank-Starling-Mechanismus alleine ausreicht, um eine verminderte Kontraktilität bei körperlicher Belastung zu kompensieren. Diese Befunde wurden allerdings bei Normalpersonen gewonnen, und es erhebt sich daher die Frage, ob das zusätzliche Vorhandensein der übrigen 3 Faktoren (geringer chinidinartiger Effekt, intrinsische Eigenaktivität, Frequenzselektivität) in der klinischen Praxis doch eine gewisse Relevanz hat.

Zur Klärung dieser Frage sollen die Ergebnisse aus folgenden Untersuchungen vorgelegt werden.

Untersucht wurden insgesamt fünf Patienten (vier männlich, einer weiblich) im Durchschnittsalter von 61 $\pm$ 5 Jahren. Die Indikation zur β-Rezeptoren-Blocker-Therapie war wegen cardialer Beschwerden bzw. wegen erhöhter Blutdruckwerte gegeben.

Bei keinem der Patienten konnten klinisch Zeichen einer cardialen Dekompensation festgestellt werden. Bei einer Ergometerbelastung fand sich hingegen bei allen Patienten eine leichte Einschränkung der cardialen Leistungsbreite nach Bühlmann [43].

Die Patienten hatten innerhalb der letzten 6 Wochen vor der ersten Kontrolluntersuchung keinerlei Medikamente zu sich genommen (ausgenommen Antikoagulantien).

Die hämodynamischen Daten wurden entsprechend der in der Einleitung angegebenen Methodik erhoben (Swan-Ganz-Thermodilutionsmethode). Die Untersuchungen erfolgten in liegender Position, und zwar in Ruhe und unter Ergometerbelastung mit steigender Belastung (25 Watt alle 4 Min.). Für die hämodynamische Beurteilung wurde eine Belastungsstufe gewählt, bei der der Patient keinerlei Beschwerden hatte und auch keine Gefahr eines plötzlichen Abbruches der Belastung (übliche Abbruchkriterien) gegeben war.

Der Prüfzeitraum wurde aufgeteilt in eine durchschnittliche drei-wöchige Vorbehandlungsperiode mit Placebo zur Überprüfung der cardialen Leistungsbreite und in zwei darauffolgende Therapie-phasen zu je vier Wochen, die im doppelblinden Cross-over geführt wurden.

In einer Behandlungsphase erhielten die Patienten Propranolol (3×40 mg pro die). Diese Substanz wurde gewählt, da unter Pro-pranolol zwar der Frank-Starling-Mechanismus aktiviert wird, wäh-rend die übrigen Faktoren, die eine cardiale Dekompensation hintan-halten könnten, bei dieser Substanz nicht gegeben sind (relativ starke chinidinartige Wirkung [132], fehlende intrinsische Eigenaktivität [174], geringe Frequenzselektivität [27]). In der anderen Behand-lungsphase wurde eine äquipotente Dosis von Mepindolol-Sulfat (2×2,5 mg pro die) verabreicht, da diese Substanz alle vier Eigen-schaften aufweist, die die Gefahr einer cardialen Dekompensation unter β-Blocker-Therapie verringern könnte.

Die verwendeten Präparate standen als Kapseln von identischem Aussehen zur Verfügung. Wegen unterschiedlicher biologischer und pharmakodynamischer Halbwertszeiten der verwendeten Präparate waren unterschiedliche Applikationsintervalle erforderlich [29]. Pro-pranolol wurde in drei Tagesdosen, Mepindolol-Sulfat in zwei Tages-dosen verabreicht. Um die doppelblinde Anordnung zu gewährleisten, wurde als Mittagsdosis bei Mepindolol-Sulfat Placebo verabreicht.

Dieses Vorgehen machte für jeden Patienten die Einzelabpackung jeder Kapsel in Plastikhüllen erforderlich, auf der die Versuchsnum-mer des Patienten sowie Tag und Zeit (morgens, mittags, abends) der Einnahme vermerkt waren.

Zur Beurteilung der hämodynamischen Wirkung der Substanzen wurde am Ende jeder Therapiephase nach Einführung des Swan-Ganz-Thermodilutionskatheters eine ·hämodynamische Untersuchung in Ruhe und unter Ergometerbelastung durchgeführt.

Ergebnisse

In Tabelle 5 sind Mittelwerte ± SE der hämodynamischen Daten unter Ruhebedingungen und unter körperlicher Belastung nach Pro-pranolol- bzw. Mepindolol-Sulfat-Therapie zusammengestellt.

Unter Ruhebedingungen findet sich kein hämodynamischer Unter-schied zwischen den beiden untersuchten Präparaten. Sowohl die HF als auch das SV und somit auch das HMV unterschieden sich nicht

Tabelle 5. *Mittelwerte $\pm$ SE der hämodynamischen Daten bei 5 Patienten mit leicht eingeschränkter cardialer Leistungsbreite am Ergometer unter chronischer Verabreichung von Propranolol (3×40 mg) bzw. Mepindolol-Sulfat ($2\times2,5$ mg)*

		HMV l/Min.	HF Schläge/ Min.	SV ml	Pc mmHg
Ruhewerte:					
Propranolol	$\bar{x}$	3,36	60,60	56,20	12,90
	SE	0,31	4,39	3,97	3,60
Mepindolol	$\bar{x}$	3,58	61,20	59,00	12,26
	SE	0,34	4,89	4,92	3,01
Belastung:					
Propranolol	$\bar{x}$	5,74	93,60	61,40	29,90
	SE	0,16	4,02	2,86	2,54
Mepindolol	$\bar{x}$	5,36	91,80	58,40	21,62
	SE	0,16	4,61	1,83	3,59

signifikant voneinander. Unter körperlicher Belastung ergab sich kein Unterschied bei den hämodynamischen Parametern von HF, HMV und SV.

Hingegen lagen die Pc-Drücke unter Mepindolol-Sulfat hoch signifikant niedriger als unter Propranolol-Therapie.

Diskussion

Interessanterweise findet man unter Ruhebedingungen hämodynamisch keinen Unterschied zwischen den beiden Medikamenten, weder im Hinblick auf die Höhe der HF noch des SV. Aufgrund unserer Untersuchungen nach akuter Verabreichung wäre zu erwarten gewesen, daß die HF und das SV unter Mepindolol-Sulfat wegen seiner intrinsischen Eigenaktivität weniger stark abfallen als unter Propranolol.

Die Befunde stehen jedoch im Einklang mit unseren Ergebnissen aus den Untersuchungen bei chronischer Verabreichung von Propranolol sowie mit den Untersuchungen von Hansson [96], nach denen es unter Ruhebedingungen nach chronischer Verabreichung von Propranolol zu Adaptationsvorgängen kommt, die einen zu starken Abfall des SV und offensichtlich auch der HF unter Propranolol verhindern.

Ein Unterschied zwischen den beiden Medikamenten findet sich nur im Verhalten der Pc-Drücke bei körperlicher Belastung. Unter Propranolol liegen die Pc-Drücke signifikant höher als unter Mepindolol-

Sulfat-Therapie. Die Pc-Drücke entsprechen weitgehend dem mittleren Druck im linken Vorhof und damit den Füllungsdrücken des linken Ventrikels. Ein abnorm hoher Anstieg der Pc-Drücke muß als Zeichen einer Funktionsbeeinträchtigung des Herzens angesehen werden [71].

Unter β-Rezeptoren-Blockade kommt es zwar durch die HF-Hemmung und durch einen erhöhten venösen Rückfluß zu einem Anstieg der Pc-Drücke, ohne daß dies in jedem Fall Ausdruck einer myocardialen Insuffizienz sein muß [26, 173].

Unterschiede in der Höhe der Pc-Drücke unter Therapie mit zwei verschiedenen nicht selektiven β-Rezeptoren-Blockern sind aber sehr wohl auf eine unterschiedliche Beeinträchtigung der Myocardfunktion zurückzuführen.

Demnach scheint unter Propranolol die Kontraktilität stärker beeinträchtigt als unter Mepindolol-Sulfat.

Welcher von den drei unterschiedlichen Eigenschaften von Mepindolol-Sulfat im Vergleich zu Propranolol in erster Linie dafür verantwortlich ist, kann nicht sicher entschieden werden. Grundsätzlich kommen sowohl der geringere chinidinartige Effekt als auch die intrinsische Eigenaktivität und die relative Frequenzselektivität von Mepindolol-Sulfat in Frage. Gegen den Einfluß der beiden ersten Faktoren (geringe chinidinartige Wirkung, intrinsische Aktivität) spricht jedoch die Tatsache, daß unter Ruhebedingungen kein Unterschied zwischen den beiden Medikamenten zu finden ist.

Offensichtlich besteht der Unterschied zwischen den beiden Medikamenten in bezug auf die Kontraktilität nur unter ausgeprägter Sympathikusstimulation. Sowohl der chinidinartige Effekt als auch die intrinsische Aktivität sind jedoch vom vorliegenden Sympathikotonus unabhängig. Eine relative Frequenzselektivität kann sich hingegen nur unter Sympathikusstimulation bemerkbar machen. Danach ist es am wahrscheinlichsten, daß diese Eigenschaft von Mepindolol-Sulfat für die geringeren Insuffizienzzeichen in unserer Studie verantwortlich ist.

Wenngleich demnach die unterschiedlichen pharmakologischen Eigenschaften von Mepindolol-Sulfat im Vergleich zu Propranolol in bezug auf eine mögliche cardiale Dekompensation eine gewisse günstige Rolle spielen dürften, bleibt festzuhalten, daß es auch unter Propranolol zu keinerlei Dekompensationszeichen gekommen war. Die Höhe der SV war unter Propranolol nicht geringer als unter Mepindolol-Sulfat.

Dieser Befund weist neuerlich darauf hin, daß die Aktivierung des Frank-Starling-Mechanismus unter β-Blocker-Therapie auch in der Klinik der bedeutendste Kompensationsmechanismus sein dürfte.

Zusammenfassung

Zusammenfassend kann zur Frage der „negativ-inotropen Wirkung" von β-Rezeptoren-Blockern gesagt werden:

1. Die Gefahr einer cardialen Dekompensation unter β-Rezeptoren-Blocker-Therapie ist gering, weil die verminderte Kontraktilität durch die Aktivierung des Frank-Starling-Mechanismus ausreichend kompensiert werden kann.

2. Neben der Aktivierung des Frank-Starling-Mechanismus scheinen eine möglichst geringe chinidinartige Wirkung, eine gewisse intrinsische Eigenaktivität und eine relative Frequenzselektivität nur untergeordnete Faktoren zu sein, die die Gefahr einer cardialen Dekompensation vermindern können.

3. Es erscheint nach den vorliegenden Ergebnissen nicht notwendig, eine β-Rezeptoren-Blocker-Therapie grundsätzlich mit einer Digitalisierung zu kombinieren. Wenn eine cardiale Dekompensation bei einem Patienten unter β-Rezeptoren-Therapie auftritt, so kann angenommen werden, daß auch schon vor Therapie eine latente cardiale Dekompensation vorlag. In diesem Zusammenhang soll auch erwähnt werden, daß Herzglykoside wegen ihres völlig anderen Wirkungsmechanismus auch unter β-Rezeptoren-Blocker-Therapie wirksam eingesetzt werden können [174, 56].

9. Cardio-selektive oder nicht selektive β-Rezeptoren-Blockade?

In Anbetracht der Tatsache, daß gerade in letzter Zeit die Diskussion über die Vor- und Nachteile einer cardio-selektiven bzw. nicht selektiven β-Rezeptoren-Blockade voll in Gang gekommen ist, und im Hinblick auf die Ergebnisse aus den hier vorliegenden experimentellen und pathophysiologischen Studien erscheint es angebracht, Vor- und Nachteile dieser beiden Substanzklassen zusammenfassend gegenüberzustellen.

Dabei ergeben sich folgende Grundprinzipien, die bei der Wahl zwischen einem cardio-selektiven und nicht selektiven β-Rezeptoren-Blocker zu erwägen sind:

1. Die sogenannte Selektivität eines β-Rezeptoren-Blockers darf nicht als absolut, sondern muß als relativ verstanden werden. Dies bedeutet, daß sogenannte cardio-selektive β-Rezeptoren-Blocker auch eine Affinität zu den β_2-Rezeptoren in der Peripherie aufweisen. Diese ist jedoch geringer als die Affinität zu den β_1-Rezeptoren [174, 111, 110]. Es ist daher nur eine Frage der Dosis, ab welchem Zeit-

punkt auch sogenannte „selektive" β-Rezeptoren-Blocker zu einer vollständigen Blockade aller β-Rezeptoren führen.

2. Es muß festgehalten werden, daß die selektive β_1-Rezeptoren-Blockade nur einen Teil der am Herzen vorhandenen β-Rezeptoren blockiert (β_1-Rezeptoren). Es wird vor allem die Noradrenalinwirkung am Herzen (sympathisches Neuron), kaum aber die Adrenalinwirkung (β_2-Wirkung) gehemmt, d. h., die Wirkung der zirkulierenden Katecholamine wird von cardio-selektiven β-Rezeptoren-Blockern weniger beeinflußt als die neurogen freigesetzten. Dieser Unterschied macht sich daher vor allem in akuten Streßsituationen (Belastung, Orthostase, psychischer Streß) bemerkbar, was auch von anderen Arbeitsgruppen [206, 207] beobachtet wurde.

Eine Teilblockade der β-Rezeptoren am Herzen könnte unter gewissen Bedingungen vielleicht dort erwünscht sein, wo eine gewisse HF-Senkung zwar erreicht, die Wirkung von Adrenalin in Akutsituationen jedoch nicht voll blockiert werden soll.

3. Durch die Aktivierung des Frank-Starling-Mechanismus können die nicht selektiven β-Rezeptoren-Blocker das SV kompensatorisch erhöhen. Dieser Effekt kann bei selektiven β_1-Rezeptoren-Blockern nicht im selben Ausmaß wirksam werden. Da es sich, wie erwähnt, bei der „cardio-selektiven" β-Rezeptoren-Blockade nur um eine Teilblockade am Herzen handelt, ist die Gefahr einer cardialen Dekompensation bei selektiver Blockade trotzdem gering.

4. Bei einer cardio-selektiven Teilblockade ist die Gefahr zur Auslösung eines Bronchospasmus bei Patienten mit obstruktiver Atemwegserkrankung geringer als bei nicht selektiver β-Rezeptoren-Blockade. Dies gilt allerdings nur für niedrige Dosen. Bei höherer Dosierung, wie sie z. B. bei der Hypertonie notwendig sein kann, ist die Gefahr eines Bronchospasmus in Anbetracht der nur relativen Selektivität eines „β_1-selektiven" Blockers ebenfalls gegeben. Dies konnte in den verschiedensten Untersuchungen nachgewiesen werden [120, 121, 222, 15, 34, 136, 217].

Bei manifester obstruktiver Atemwegserkrankung sind daher sowohl cardio-selektive β-Rezeptoren-Blocker als auch nicht selektive Blocker kontraindiziert [222, 110]. Weiters sei nochmals darauf hingewiesen, daß die ungünstige Wirkung der nicht selektiven β-Rezeptoren-Blocker auf die Bronchialmuskulatur durch eine leichte intrinsische Eigenaktivität etwas kompensiert werden kann [210, 121, 16].

5. Gelegentlich wird behauptet [41], daß bei Anwendung nicht selektiver β-Rezeptoren-Blocker infolge der Hemmung der β_2-Rezeptoren in den peripheren Gefäßen die Gefahr der Auslösung von peripheren Durchblutungsstörungen größer sei als bei cardio-selektiver

β-Rezeptoren-Blockade. Diese Behauptung konnte jedoch bisher klinisch nicht sicher belegt werden. Im Gegenteil, Rodger und Mitarbeiter konnten nachweisen, daß die Symptome eines Claudicatio sowohl bei cardio-selektiven als auch bei nicht selektiven β-Rezeptoren-Blockern im gleichen Maß auftreten [172].

Aus rein theoretischen Überlegungen erscheint es auch unwahrscheinlich, daß in dieser Hinsicht ein Unterschied zwischen cardio-selektiver und nicht selektiver Blockade besteht:

Die Blockade der β_2-Rezeptoren in den peripheren Gefäßen führt ja nicht zu einer isolierten Gefäßverengung in gewissen Organen, sondern zu einer Verkleinerung des gesamten Gefäßquerschnitts. Dann aber bleibt die Durchblutung der Einzelorgane gleich, wenn die Größe des HMV nicht verändert wird. Es ändert sich lediglich die Strömungsgeschwindigkeit.

Durchblutungsstörungen, die unter Therapie mit β-Rezeptoren-Blockern (nicht selektiv und cardio-selektiv) manchmal beobachtet

Tabelle 6. *Die verschiedenen Faktoren, die bei der Wahl eines β-Rezeptoren-Blockers berücksichtigt werden müssen, und deren Zuordnung zu cardio-selektiven β-Rezeptoren-Blockern und nicht selektiven β-Rezeptoren-Blockern mit und ohne intrinsischer Eigenaktivität*

	β_1-selektiv (dosisabhängig)	nicht selektiv	nicht selektiv mit intrinsischer Eigenaktiv.
Teilblockade	+	(+) niedrige Dosen	(+) niedrige Dosen
Vollständige Blockade	(+) hohe Dosen	+	+ mit Restwirkung
neurale Katecholamine (Noradrenalin)	+	+	+
zirkulierende Katecholamine (Adrenalin)	—	+	+
Frank Starling	(+)	+	+
Bronchospasmus	(+)	+	(+)
periphere Durchblutung	(+)	(+)	(+)
Belastungshypertonie	—	+	(+)
Orthostatische Hypotension	+	—	(—)

werden können, dürften vor allem auf die Senkung des HMV zurückzuführen sein [209].

6. Unter körperlicher Belastung ist die blutdrucksenkende Wirkung der cardio-selektiven β-Rezeptoren-Blocker stärker ausgeprägt als bei nicht selektiver β-Rezeptoren-Blockade (β_2-Blockade in den peripheren Gefäßen). Da aber bei der Hypertonie-Behandlung die β-Rezeptoren-Blocker relativ hoch dosiert werden müssen und dabei die relative Selektivität, wie erwähnt, mehr und mehr verwischt wird, dürfte dieser Unterschied klinisch nicht ins Gewicht fallen.

7. Dadurch, daß unter cardio-selektiver β-Rezeptoren-Blockade das HMV erniedrigt ist, ohne daß es wie unter nicht selektiver Blockade durch die β_2-Blockade zu einem kompensatorischen Anstieg des PW kommt, wird das hämodynamische Gleichgewicht gestört.

Die Gefahr eines Blutdruckabfalls, insbesondere bei Orthostase ist daher unter selektiver Blockade größer als bei nicht selektiver Blokkade. Nicht cardio-selektive β-Rezeptoren-Blocker sollten daher bei niedrigen Blutdruckwerten den cardio-selektiven β-Rezeptoren-Blokkern vorgezogen werden.

8. Für cardio-selektive β-Rezeptoren-Blocker liegt bisher im Gegensatz zu den nicht selektiven Blockern kein spezifisches Antidot vor.

In Tab. 6 ist der Einfluß einer β_1-selektiven und einer nicht selektiven Blockade mit und ohne intrinsischer Eigenaktivität auf die verschiedenen klinisch relevanten Faktoren übersichtlich zusammengestellt.

Abschließend kann festgestellt werden:

1. Bei pharmakologisch-äquipotenten Dosen werden die Vorteile einer „cardio-selektiven" β-Rezeptoren-Blockade von den Nachteilen überwogen. Umgekehrt überwiegen bei den nicht selektiven β-Rezeptoren-Blockern die Vorteile.

2. Durch eine leichte intrinsische Eigenaktivität können die Nachteile einer nicht selektiven Blockade zum Teil kompensiert werden.

Wahl des geeigneten β-Rezeptoren-Blockers für die klinische Praxis

Aus den bisherigen Ausführungen stellt sich die Frage, welcher Typ eines β-Rezeptoren-Blockers nun für die klinische Anwendung am günstigsten ist. Grundsätzlich muß dazu festgestellt werden, daß diese Entscheidung unter Berücksichtigung der oben angeführten Kriterien immer individuell auf den einzelnen Patienten abgestimmt werden sollte.

Trotzdem kann gesagt werden, daß eine eindeutige Indikation für die Verabreichung eines cardio-selektiven oder nicht selektiven β-Rezeptoren-Blockers selten gegeben sein dürfte, da einerseits eine Teilblockade am Herzen auch mit niederen Dosen eines nicht selektiven β-Rezeptoren-Blockers erreicht werden kann [207] und weil dann, wenn hohe Dosen eines β-Rezeptoren-Blockers benötigt werden (z. B. bei der Hypertonie-Behandlung) die Unterschiede zwischen selektiven und nicht selektiven Substanzen immer mehr verwischt bzw. Vor- und Nachteile immer weniger relevant werden.

Weiters kann gesagt werden, daß die Verabreichung eines cardio-selektiven β_1-Rezeptoren-Blockers mit ausgeprägter intrinsischer Eigenaktivität wenig sinnvoll sein dürfte, weil durch letztere die unter β_1-selektiven Substanzen ohnehin nur teilweise vorhandene Blockade weiter abgeschwächt wird.

Im großen und ganzen dürfte es wahrscheinlich für die Praxis am einfachsten und sichersten sein, wenn man sich für einen nicht selektiven β-Rezeptoren-Blocker mit leichter intrinsischer Aktivität entscheidet, da eine derartige Substanz einerseits die Vorteile einer nicht selektiven Blockade für sich beanspruchen kann, während deren Nachteile durch die intrinsische Eigenwirkung weitgehend kompensiert werden. Weiters dürften ein möglichst geringer chinidinartiger Effekt und eine relative Frequenzselektivität in bezug auf die Gefahr einer cardialen Dekompensation von Vorteil sein.

Die hämodynamischen Untersuchungen unter physiologischen Bedingungen haben zudem aufgezeigt, daß das von uns vorgeschlagene neue Konzept, nämlich die Annahme von β_1- und β_2-Rezeptoren am Herzen und deren Differenzierung in Inotropie- und Chronotropie-Rezeptoren ein brauchbares Modell darstellt, um die unterschiedliche Wirkung der verschiedenen β-Rezeptoren-Blocker auf das Herz-Kreislauf-System zu erklären. Dieses bessere Verständnis für den unterschiedlichen hämodynamischen Effekt verschiedener Klassen von β-Rezeptoren-Blockern erleichtert darüber hinaus bei der Fülle der derzeit angebotenen Substanzen die richtige Wahl eines geeigneten β-Rezeptoren-Blockers für die klinische Praxis.

III. Klinische Anwendung der β-Rezeptoren-Blocker

Aus der pharmakologischen Wirkungsweise der β-Rezeptoren-Blocker kann die Indikation für die klinische Anwendung schon rein theoretisch erwogen werden. Es sind dies auf der einen Seite Zustände, bei denen ein durch Katecholamine bedingtes zu hohes HMV bzw. eine zu hohe HF gesenkt werden soll (β-Rezeptoren-Blockade) sowie bei Patienten mit Hypertonie (blutdrucksenkender Effekt).

Daraus ergeben sich die Hauptanwendungsgebiete für β-Rezeptoren-Blocker, nämlich das hyperkinetische Herzsyndrom, coronare Herzkrankheit, pathologische Streßreaktion und Orthostase auf der einen Seite sowie die essentielle Hypertonie auf der anderen Seite.

Im folgenden soll daher bei diesen fünf Krankheitsbildern der hämodynamische Effekt einer β-Rezeptoren-Blockade untersucht werden.

10. Hämodynamische Wirkung von β-Rezeptoren-Blockern beim hyperkinetischen Herzsyndrom

Als wesentlicher pathophysiologischer Mechanismus des hyperkinetischen Herzsyndroms wird eine Überempfindlichkeit der β-Rezeptoren auf Katecholamine angesehen [78, 35]. Dabei findet man hämodynamisch ein erhöhtes HMV und einen eher erniedrigten PW in Ruhe und unter körperlicher Belastung [91].

Aufgrund dieser Tatsache liegt es auf der Hand, eine Therapie mit β-Rezeptoren-Blockern bei Patienten mit hyperkinetischem Herzsyndrom zu versuchen. Tatsächlich konnte von vielen Autoren nachgewiesen werden, daß β-Rezeptoren-Blocker bei diesem Krankheitsbild eine ausgezeichnete Wirkung haben [35, 142, 140, 24, 106, 208, 94].

In der im folgenden beschriebenen Studie wurde der hämodynamische Effekt einer β-Rezeptoren-Blockade mit Propranolol (10 mg i.v.) bei sieben Patienten mit hyperkinetischem Herzsyndrom in Ruhe und unter körperlicher Belastung untersucht.

Das Durchschnittsalter der Patienten betrug 24 ± 4 Jahre. Als Einschlußkriterien mußten folgende Bedingungen erfüllt sein: eine Ruhe-HF nach 30 Min. Liegen über 80 Schläge/Min., erhöhter systolischer Blutdruck in Ruhe und/oder unter Ergometerbelastung und eine eingeschränkte Arbeitskapazität nach Bühlmann [43]. Weiters mußten die Patienten auch eine subjektive Beschwerdesymptomatik wie z. B. Mißempfindungen am Herzen, Nervosität, Tremor sowie eine allgemein eingeschränkte Leistungsfähigkeit angeben.

Im einzelnen wurde wie folgt vorgegangen:

Nach Einführung des Swan-Ganz-Thermodilutionskatheters in eine Kubitalvene und nach Punktion der Arteria radialis zur arteriellen Blutdruckmessung wurden nach Einschaltung einer Ruhepause die Ruhewerte ermittelt. Im Anschluß daran wurde eine submaximale Ergometerbelastung durchgeführt. Es wurden zwei Belastungsstufen zu je vier Min. gewählt. Das Ausmaß zur Belastung wurde aus den Bühlmann-Tabellen [43] errechnet, und zwar wurden für die erste Belastungsstufe 40 % des Sollwertes der effektiven Arbeitskapazität gewählt, während für die zweite Stufe 80 % vorgegeben wurden. Am Ende jeder Belastungsstufe wurden die hämodynamischen Meßgrößen unter Steady-state-Bedingungen erneut registriert.

Nach einer Ruhepause zur Wiedererreichung der Ausgangswerte wurde dann das Medikament i.v. injiziert. 40 Min. nach abgeschlossener Injektion wurden die hämodynamischen Parameter neuerlich in Ruhe und unter Ergometerbelastung gemessen.

Bezüglich der hämodynamischen Meßmethodik sei auf die Einleitung verwiesen.

Ergebnisse

In der Abb. 31 sind Mittelwerte $\pm$ SE der hämodynamischen Daten vor und nach β-Rezeptoren-Blockade in Ruhe und unter beiden Belastungsstufen aufgezeichnet.

Zusätzlich zeigt die schraffierte Fläche den Normalbereich ($\bar{x} \pm s$) von sieben gesunden Probanden, die unter denselben Bedingungen untersucht wurden wie die Patienten.

Im Kontrollversuch zeigt sich, daß bei den Patienten mit hyperkinetischem Herzsyndrom die HF, das HMV und die Blutdrücke sowohl in Ruhe als auch unter Belastung weit über dem Normbereich liegen. Der PW ist eher erniedrigt. Das SV und die Pc-Drücke unterscheiden sich nicht signifikant vom Normalkollektiv.

Unter β-Rezeptoren-Blockade kommt es zu einer deutlichen Reduktion von HF und HMV sowie zu einer Abnahme der systolischen und diastolischen Blutdrücke. Der PW und die Pc-Drücke steigen an.

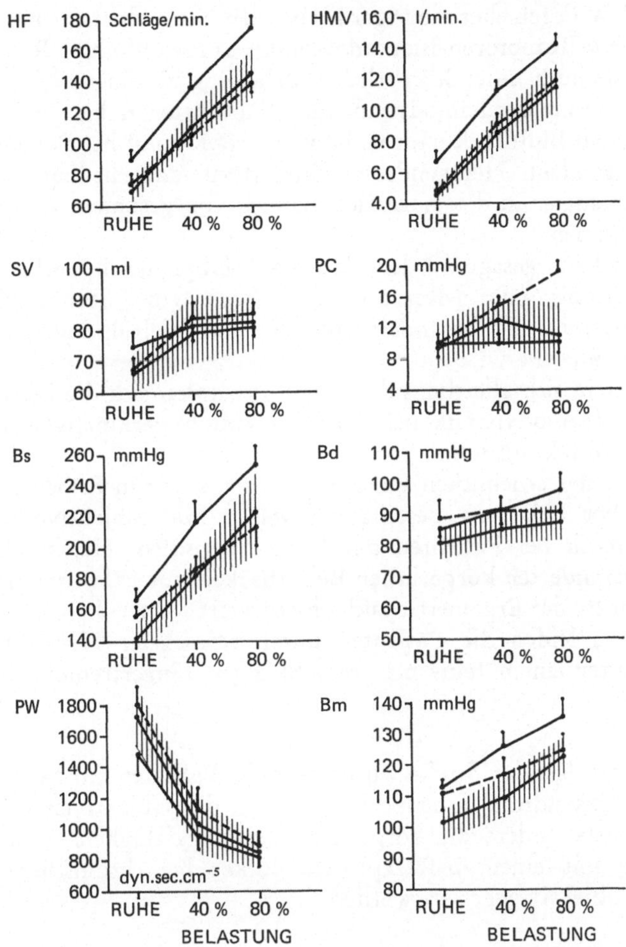

Abb. 31. Mittelwerte ± SE (n = 7) der hämodynamischen Veränderungen in Ruhe und nach körperlicher Belastung (40 und 80 % des Sollwertes der effektiven Arbeitskapazität) vor (———) und nach (-----) β-Rezeptoren-Blockade mit Propranolol (10 mg i.v.) bei Patienten mit hyperkinetischem Herzsyndrom. (Die schraffierten Flächen zeigen den Normalbereich)

Diskussion

In der vorliegenden Studie findet man die typischen hämodynamischen Veränderungen, wie sie beim hyperkinetischen Herzsyndrom zu erwarten sind. Sowohl in Ruhe als auch unter körperlicher Belastung ist das HMV vor allem durch eine gesteigerte HF erhöht. Dadurch kommt es auch zu deutlich überhöhten Blutdruckwerten.

Die PW liegen eher niedriger als bei den Normalpersonen.

Unter β-Rezeptoren-Blockade kommt es sowohl unter Ruhebedingungen als auch unter körperlicher Belastung zu einer weitgehenden Normalisierung der hämodynamischen Parameter, d. h., die Abnahme von HF und Blutdruck nach Gabe von Propranolol bei Patienten mit hyperkinetischem Herzsyndrom führt dazu, daß die hämodynamischen Parameter in den normalen Bereich von gesunden Personen zu liegen kommen.

Somit kann gesagt werden, daß die Therapie des hyperkinetischen Herzsyndroms mit β-Rezeptoren-Blockern vom Standpunkt der Hämodynamik· als besonders günstig und zielführend angesehen werden kann.

Es erhebt sich allerdings die Frage, inwieweit sich die Normalisierung der Hämodynamik bei Patienten mit hyperkinetischem Herzsyndrom auch klinisch manifestiert.

Neben der erheblichen Pulsfrequenzsteigerung in Ruhe und unter körperlicher Belastung besteht die wesentliche subjektive klinische Symptomatik bei Patienten mit hyperkinetischem Herzsyndrom in einer verminderten körperlichen Belastbarkeit mit Belastungsdyspnoe, die mit Hilfe der Ergometrie auch objektiviert werden kann.

Weiters leiden die Patienten unter vermehrter Nervosität und häufig unter einem fein- bis grobschlägigen Fingertremor [142, 35, 24].

In der folgenden Studie wurde an sechs Personen mit hyperkinetischem Herzsyndrom untersucht, inwiefern die subjektiven Beschwerden — insbesondere die körperliche Leistungsfähigkeit — nach der Therapie mit einem β-Rezeptoren-Blocker bei chronischer Verabreichung objektiv gebessert werden.

Patienten, Material und Methode

Die Untersuchungen wurden an sechs männlichen Patienten im Durchschnittsalter von 26 ± 4 Jahren durchgeführt.

Als Einschlußbedingungen mußten folgende Kriterien erfüllt sein: Ruhe-HF nach 30 Min. Liegen über 80 Schläge/Min., erhöhter systolischer Blutdruck in Ruhe und/oder unter Ergometerbelastung und eine eingeschränkte Arbeitskapazität nach Bühlmann [43] um mehr als 20 % des Sollwertes. Weiters mußten die Patienten auch eine subjektive Beschwerdesymptomatik wie vermehrtes Herzklopfen, Nervosität, Tremor und vor allem eine Einschränkung der allgemeinen Leistungsfähigkeit mit Belastungsdyspnoe angeben.

Die Patienten durften keine Medikamente in den letzten drei Monaten zu sich genommen haben.

Eine Komedikation während der Studie war nicht gestattet.

Die Ergometeruntersuchung wurde mit 75 Watt begonnen, weitere Belastungen von 150 und 170 Watt wurden dann durchgeführt, wenn bei 75 bzw. 150 Watt noch nicht eine HF von 170 Schlägen/Min. erreicht worden war.

Jede Belastungsstufe wurde 4 Min. lang durchgeführt, am Ende der 4. Min. wurde die HF gemessen.

Aus der HF bei zwei bzw. drei Belastungsstufen wurde dann durch Extrapolation der Istwert der effektiven Arbeitskapazität nach Bühlmann errechnet [43].

Versuchsablauf

Die Untersuchungen wurden in einer einfachblinden Cross-over-Studie durchgeführt. Nach einer Voruntersuchung, bei der ermittelt wurde, ob der Patient die Einschlußkriterien erfüllt, wurde der Prüfzeitraum in zwei Therapiephasen zu je vier Wochen aufgeteilt.

In randomisierter Reihenfolge erhielten die Patienten in einer Therapiephase Placebo, in der anderen 2×2,5 mg Mepindolol-Sulfat pro die. Die HF in Ruhe und unter Ergometerbelastung wurde im Abstand von zwei Wochen gemessen. Die Patienten wurden nach ihrem subjektiven Wohlbefinden bei jeder Kontrolluntersuchung befragt.

Um eventuelle Überhangseffekte beim Übergang von der ersten in die zweite Therapiephase auszuschließen, wurden bei der Auswertung der Ergebnisse die ersten zwei Wochen jeder Therapiephase nicht

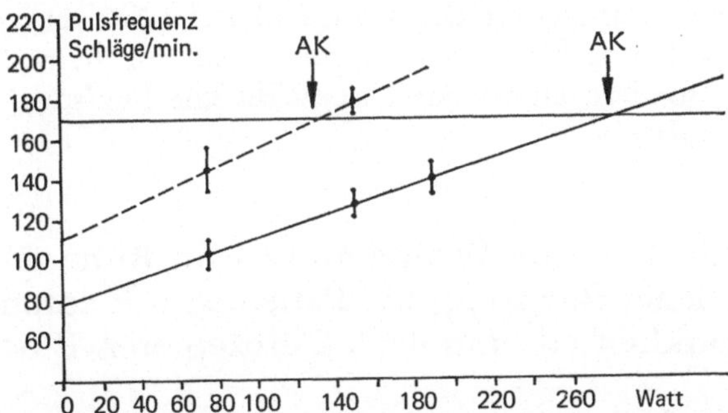

Abb. 32. Mittelwerte ± SE der Herzfrequenz unter Ergometerbelastung sowie Extrapolation der Herzfrequenz auf eine Ausbelastungsherzfrequenz von 170 Schlägen/Min. (= AK) von 6 Patienten mit „hyperkinetischem Herzsyndrom" unter Placebo (-----) und unter Mepindolol-Sulfat-Therapie (2×2,5 mg p.o. täglich)

berücksichtigt. Dabei kann davon ausgegangen werden, daß sich dann eine Steady-state-Situation eingestellt hat.

Ergebnisse

In Abb. 32 sind Mittelwerte $\pm$ SE der HF bei den verschiedenen Wattstufen mit Extrapolation des HF-Verlaufs zur Berechnung der effektiven Arbeitskapazität (errechnet für eine HF von 170 Schlägen/Min.) eingezeichnet. Es geht aus der Abbildung deutlich hervor, daß es unter Ergometerbelastung nach chronischer Gabe von Mepindolol-Sulfat zu einer hoch signifikanten Senkung der HF kommt, die körperliche Leistungsfähigkeit konnte dabei in allen Fällen um mehr als das Doppelte gesteigert werden (vergleiche Abb. 32).

Subjektive Beschwerden

Alle Patienten konnten auch subjektiv zwischen der Placebo-Phase und der Therapie-Phase unterscheiden. Unter Mepindolol-Sulfat-Therapie kam es zu einer deutlichen Besserung der Beschwerden vor allem in bezug auf die Nervosität und auf die körperliche Belastbarkeit. Insbesondere soll hervorgehoben werden, daß ein Patient seit Jahren erstmals unter Mepindolol-Sulfat-Therapie seinen Beruf als Fototechniker normal und voll nachgehen konnte. Er hatte vor der Therapie unter besonders starker Streßempfindlichkeit mit ausgeprägtem grobschlägigen Fingertremor gelitten.

Diskussion

In der vorliegenden Studie konnte anhand von subjektiven und objektiven Kriterien nachgewiesen werden, daß eine chronische Therapie mit einem β-Rezeptoren-Blocker (Mepindolol-Sulfat) bei Patienten mit hyperkinetischem Herzsyndrom nicht nur hämodynamisch wirksam ist, sondern auch einen ausgezeichneten klinisch-therapeutischen Effekt aufweist.

11. Hämodynamische Veränderungen in Ruhe und unter körperlicher Belastung bei Patienten mit coronarer Herzkrankheit vor und nach β-Rezeptoren-Blockade

Die Pathophysiologie der coronaren Herzkrankheit ist bekanntlich charakterisiert durch ein Mißverhältnis zwischen Sauerstoffbedarf und Sauerstoffangebot der Herzmuskelzelle [148, 171, 156]. Demnach gibt es grundsätzlich zwei Möglichkeiten, die coronare Herzkrankheit therapeutisch zu beeinflussen, nämlich die Senkung des Sauerstoffbedarfs oder die Erhöhung des Sauerstoffangebotes [148, 171, 156].

Der myocardiale Sauerstoffverbrauch ist im wesentlichen abhängig von vier Faktoren, nämlich von der HF, der Kontraktilität des Myocards sowie von Vor- und Nachbelastung des Herzens [148, 171, 156, 175, 189, 118]. Unter β-Rezeptoren-Blockade kommt es insbesondere unter körperlicher Belastung sowohl zu einer Senkung der HF als auch zu einer Senkung des Kontraktilitätsparameters dp/dt max. [173, 64].

Zusätzlich kommt es, wie in den früheren Untersuchungen gezeigt werden konnte, durch die Senkung des Blutdruckes zu einer gewissen Reduktion der Nachbelastung nach β-Rezeptoren-Blocker-Therapie.

In einer großen Anzahl von Publikationen konnte die klinische Wirksamkeit von β-Rezeptoren-Blockern bei Angina pectoris nachgewiesen werden [161, 197, 124, 87, 165, 73, 229, 88, 157, 83, 101, 11, 89, 19, 20, 8]. Es kommt zu einer Steigerung der körperlichen Leistungsfähigkeit, zu einer Verminderung des Nitroglycerinverbrauches und zu einer Abnahme der Anzahl der Angina-pectoris-Anfälle.

Verschiedene Autoren wiesen darauf hin, daß bei Patienten mit Angina pectoris die Fähigkeit des Herzens zur Kontraktilitätssteigerung gegenüber Normalpersonen deutlich geringer ist, und nehmen daher an, daß der wesentliche therapeutische Ansatzpunkt einer β-Rezeptoren-Blockade bei Coronarpatienten in der HF-Senkung liegt, während die Abnahme der Kontraktilität kaum Bedeutung haben dürfte [173].

Die meisten hämodynamischen Untersuchungen über die Wirkung von β-Rezeptoren-Blockern bei coronarer Herzkrankheit wurden im Akutversuch durchgeführt [64, 65], während hämodynamische Untersuchungen nach chronischer Verabreichung praktisch nicht vorliegen. Weiters wurden bei den meisten Untersuchungen an Coronarpatienten in erster Linie die Veränderungen an den einzelnen cardialen Determinanten beobachtet, während auf das Verhalten der peripheren Hämodynamik wenig Augenmerk gelegt wurde.

Wir haben das hämodynamische Verhalten bei Coronarpatienten vor und nach vierwöchiger Therapie mit dem β-Rezeptoren-Blocker Mepindolol-Sulfat untersucht.

Methodik

Die Untersuchungen wurden an insgesamt sieben Patienten (drei männlich, vier weiblich) im Durchschnittsalter von 62 ± 3 Jahren durchgeführt.

Alle Patienten litten an einer stabilen Angina pectoris mit typisch ausgeprägter klinischer Symptomatik.

Darüber hinaus konnte bei allen Patienten durch eine Ergometerbelastung ein typisch stenokardischer Anfall ausgelöst werden. Im Belastungs-EKG wiesen alle Patienten reproduzierbare horizontale bzw. deszendierende ST-Streckensenkungen von mehr als 0,2 mV auf. Die Patienten hatten mindestens bis sechs Wochen vor der ersten Kontrolluntersuchung keinerlei Medikamente zu sich genommen (ausgenommen Antikoagulantien).

Die hämodynamischen Daten wurden nach der in der Einleitung angegebenen Methodik gewonnen.

Die Untersuchungen erfolgten in liegender Position, und zwar in Ruhe und unter Ergometerbelastung.

Die Belastung wurde mit 25 Watt begonnen und alle 4 Min. um jeweils 25 Watt gesteigert.

Versuchsdurchführung

Der Prüfzeitraum wurde abgeteilt in eine durchschnittliche dreiwöchige Vorbehandlungsperiode mit Placebo zur Ermittlung der Einschlußkriterien und zwei darauffolgende Therapiephasen zu je vier Wochen, die im doppelblinden Cross-over-Versuch durchgeführt wurden. In einer Behandlungsphase erhielt der Patient Placebo, in der anderen 2×2,5 mg Mepindolol-Sulfat/die. Am Ende jeder Therapiephase wurde eine hämodynamische Untersuchung in Ruhe und unter Ergometerbelastung durchgeführt.

Im einzelnen wurde wie folgt vorgegangen:

Nach Einführung des Swan-Ganz-Thermodilutionskatheters über eine Kubitalvene in die Arteria pulmonalis und nach Punktion der Arteria radialis zur arteriellen Blutdruckmessung wurden nach Einschaltung einer Ruhepause die Ruhewerte ermittelt. Im Anschluß daran wurde die Ergometerbelastung nach der oben angeführten Methode durchgeführt. Die hämodynamischen Parameter wurden während der Belastung jede Minute registriert. Das Ende der Belastung wurde nach den üblichen Abbruchkriterien bestimmt.

Zur Beurteilung der hämodynamischen Wirkung der Substanz wurden nach Eröffnung des Randomisierungsplans die Ruhewerte, der letzte Zeitpunkt der Belastung, bei dem in beiden Therapiephasen noch keine Stenokardie, aber bereits deutliche Zeichen einer Ischämie im EKG aufgetreten waren, sowie derjenige Zeitpunkt der Belastung, bei dem unter Placebo ein stenokardischer Anfall aufgetreten war, herangezogen.

Ergebnisse

Mittelwerte ± SE der hämodynamischen Daten zu den drei gewählten Meßpunkten unter Placebo und während β-Rezeptoren-Blockade mit Mepindolol-Sulfat sind in einer Tabelle zusammengefaßt (Tab. 7).

Kontrollversuch

Körperliche Belastung ohne Stenokardie

Die durchschnittliche Arbeit betrug 105 ± 30 Watt × Min. Unter körperlicher Anstrengung kommt es erwartungsgemäß zu einem signifikanten Anstieg von HMV, HF, systolischem und diastolischem Blutdruck und der Pc-Drücke. Der PW sank erwartungsgemäß ab, das SV blieb unverändert.

Körperliche Belastung mit Auftreten von stenokardischen Beschwerden

Im Durchschnitt traten bei einer Arbeitsleistung von 180 ± 46 Watt × Min. stenokardische Beschwerden auf. Im wesentlichen kommt es

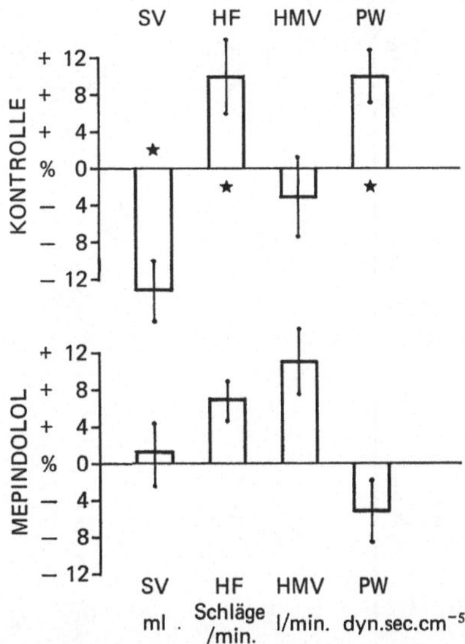

Abb. 33. *Kontrolle:* Anstieg bzw. Abfall (%) der hämodynamischen Parameter unter körperlicher Belastung beim Auftreten von stenokardischen Beschwerden ($\bar{x}$ ± SE, n = 7). *Mepindolol-Sulfat:* Der untere Teil der Abbildung zeigt die hämodynamischen Parameter bei derselben Belastungsstufe wie im Kontrollversuch während Mepindolol-Sulfat-Therapie, unter der keine stenocardischen Beschwerden auftraten ($\bar{x}$ ± SE, n = 7)

Tabelle 7. *Mittelwerte ± SE der hämodynamischen Daten in Ruhe und unter Belastung ohne Stenokardie und mit Stenokardie (im Kontrollversuch) unter 4wöchiger Placebo- bzw. Mepindolol-Sulfat-Therapie (2×2,5 mg/die) bei 7 Patienten mit coronarer Herzkrankheit*

		HMV l/Min.	HF Schläge/ Min.	SV ml	Bs mmHg	Bd mmHg	Bm mmHg	PW dyn·s·cm⁻⁵	Pc mmHg	HF×Bds
Ruhewerte:										
Placebo	x̄	3,51	65,14	54,14	149,43	74,71	98,29	2225,00	10,14	
	± SE	0,20	1,70	3,43	7,08	3,62	4,72	143,00	0,98	
Mepindolol	x̄	3,38	57,00	60,86	148,00	69,71	97,43	2350,00	9,49	
	± SE	0,28	1,31	5,95	7,31	3,89	4,09	187,00	0,92	
Belastung ohne Stenokardie:										
Placebo	x̄	5,61	99,71	56,43	168,57	82,57	104,00	1487,00	23,80	16807,43
	± SE	0,23	2,55	3,24	5,82	3,67	3,98	51,21	2,94	739,70
Mepindolol	x̄	4,75	85,29	56,00	169,43	76,71	101,07	1727,70	23,87	14463,43
	± SE	0,27	2,25	4,03	5,03	3,26	2,33	83,79	2,76	637,72
Belastung bei Stenokardie im Kontrollversuch:										
Placebo	x̄	5,48	109,00	49,43	177,43	85,43	106,86	1636,14	25,80	16870,86
	± SE	0,43	3,39	3,73	7,23	4,34	5,45	96,07	2,90	2577,85
Mepindolol	x̄	5,24	90,00	56,29	174,29	78,86	104,50	1674,29	22,53	15805,71
	± SE	0,23	2,04	3,37	4,87	3,75	2,76	73,80	3,13	427,40

dabei gegenüber der ersten Belastungsstufe, bei der noch keine Zeichen einer Stenokardie registriert wurden, zu einem signifikanten Abfall des SV und zu einem paradoxen Anstieg des PW (unverhältnismäßig hoher Anstieg von systolischem und diastolischem Blutdruck). Das HMV war gegenüber der ersten Belastung trotz höherer HF wegen des abgefallenen SV unverändert geblieben.

Im oberen Teil der Abb. 33 sind die Anstiege bzw. Abfälle der wichtigsten hämodynamischen Parameter in % des Ausgangswertes aufgezeichnet.

Mepindolol-Sulfat

Hämodynamische Veränderungen in Ruhe (Tab. 7)

Unter β-Rezeptoren-Blockade mit Mepindolol-Sulfat kam es zu einer geringen, aber signifikanten Senkung der HF um durchschnittlich acht Schläge/Min. Ebenfalls signifikant gesenkt wurde der diastolische Blutdruck. Die übrigen hämodynamischen Parameter wie HMV, Pc-Drücke, PW, SV und systolischer Blutdruck waren nicht signifikant verändert.

Hämodynamische Veränderungen unter körperlicher Belastung ohne stenokardische Beschwerden (Tab. 7)

Unter körperlicher Belastung führt Mepindolol-Sulfat im Vergleich zum Kontrollversuch zu einer signifikanten Senkung von HF und HMV sowie zu einer Senkung der diastolischen Blutdrücke. Ebenfalls gesenkt wurde das Produkt aus HF × systolischem Blutdruck. Das SV und die Pc-Drücke blieben unverändert. Der PW lag entsprechend dem niedrigen HMV gegenüber der Kontrolle signifikant höher.

Hämodynamische Veränderungen unter körperlicher Belastung zum Zeitpunkt der Stenokardie im Kontrollversuch (Tab. 7)

Von den sieben Patienten traten bei fünf Patienten zu dem Zeitpunkt, an dem im Kontrollversuch bereits stenokardische Beschwerden aufgetreten waren, unter Mepindolol-Sulfat noch keine Beschwerden auf. Bei zwei Patienten war der Zeitpunkt des Auftretens derselbe, die Intensität der Anfälle war jedoch deutlich geringer. Damit bestand praktisch die Möglichkeit, bei ein und derselben Belastungsstufe die Hämodynamik unter stenokardischen Beschwerden aus dem Kontrollversuch mit derjenigen ohne Beschwerden, aber unter Mepindolol-Sulfat-Medikation zu vergleichen.

Wie erwähnt, kam es im Kontrollversuch bei Auftreten von stenokardischen Beschwerden zu einem Abfall des SV und zu einem Anstieg des PW (Abb. 33). Vergleicht man dazu das hämodynamische Verhalten bei derselben Belastungsstufe unter Mepindolol-Sulfat, so zeigt sich, daß nun weder ein Abfall des SV noch ein Anstieg des PW gefunden werden kann (unterer Teil der Abb. 33).

Diskussion

Kontrollversuch

Bei Normalpersonen kommt es mit zunehmender körperlicher Belastung parallel mit einem HF-Anstieg zu einem Anstieg des HMV. Das SV bleibt weitgehend unverändert. Entsprechend dem Anstieg des HMV fällt der PW ab. Die Pc-Drücke steigen nur geringfügig an.

Der Anstieg der Pc-Drücke unter Belastung bei Patienten mit coronarer Herzkrankheit bestätigt die Befunde verschiedener Autoren und wird allgemein als erstes Zeichen einer akuten cardialen Insuffizienz bei beginnender Ischämie gewertet [159, 224, 182].

Der Abfall des SV bei Auftreten von Angina-pectoris-Beschwerden wurde auch von anderen Autoren beobachtet [182, 44] und ist als weiteres Stadium einer myocardialen Insuffizienz bei zunehmender coronarer Mangeldurchblutung zu werten.

Dieser SV-Abfall bewirkt, daß es in unserer Versuchsanordnung bei der zweiten höheren Belastungsstufe trotz leichten Anstiegs der HF zu keiner entsprechenden Veränderung des HMV gekommen war.

Erstaunlich ist der plötzliche Anstieg des PW bei Auftreten einer Stenokardie, der zu einem unverhältnismäßig hohen Anstieg der Blutdrücke führt. Eine Erklärung für dieses Phänomen ist schwierig. Möglicherweise spielen hier reflektorische Mechanismen eine Rolle. Auch andere Autoren [77] haben darauf hingewiesen, daß es im Angina-pectoris-Anfall zu einem Anstieg des Blutdruckes kommt.

β-Rezeptoren-Blockade

Unter Ruhebedingungen kommt es nach vierwöchiger Therapie mit Mepindolol-Sulfat erwartungsgemäß zu einer leichten Senkung der HF und damit auch zu einer Senkung des HMV.

Die signifikante Abnahme der diastolischen Blutdrücke ist mit der blutdrucksenkenden Wirkung von β-Rezeptoren-Blockern bei chronischer Verabreichung zu erklären.

Unter körperlicher Belastung findet man im Vergleich zum Kontrollversuch als Ausdruck einer typischen β-Rezeptoren-Blockade eine Senkung von HF und HMV. Entsprechend dem niedrigen HMV lag der PW etwas höher, der Blutdruck zeigte auch unter Belastung eine gewisse Tendenz zur Abnahme. Das Produkt aus HF $\times$ systolischem Blutdruck als Maß für den myocardialen Sauerstoffverbrauch [118] wurde ebenfalls signifikant gesenkt. Da, wie erwähnt, der myocardiale Sauerstoffverbrauch maßgeblich für das Auftreten von stenokardischen Beschwerden verantwortlich ist, ist es verständlich, daß bei fünf von sieben Patienten zum Zeitpunkt des Auftretens von stenokardischen Beschwerden im Kontrollversuch unter Mepindolol-Sulfat noch keine Beschwerden auftraten. Der HF-Anstieg bei der zweiten Belastungsstufe war von einem adäquaten Anstieg des HMV begleitet. Es kam weder zu einem Abfall des SV noch zu einem Anstieg des PW, wenn man die beiden Belastungsstufen unter Mepindolol-Sulfat miteinander vergleicht (vergleiche Tab. 7 und Abb. 33).

Ein zusätzlicher, wenn auch untergeordneter Faktor, der den myocardialen Sauerstoffverbrauch unter β-Rezeptoren-Blockade vermindert, könnte in der blutdrucksenkenden Wirkung der β-Rezeptoren-Blocker liegen (Verminderung der Nachbelastung).

Normalerweise findet man bei körperlicher Belastung unter β-Rezeptoren-Blockade höhere Pc-Drücke als im Kontrollversuch. In unserer Versuchsanordnung war dies jedoch nicht der Fall. Wir haben oben darauf hingewiesen, daß bereits im Kontrollversuch erhöhte Pc-Drücke unter körperlicher Belastung als Ausdruck einer myocardialen Insuffizienz gefunden wurden. Aus der Tatsache, daß trotz β-Rezeptoren-Blockade kein weiterer Anstieg der Pc-Drücke erfolgt, kann angenommen werden, daß der im Kontrollversuch beobachtete Mechanismus einer Pc-Druck-Steigerung unter Mepindolol-Sulfat nicht mehr wirksam ist. Somit dürften die unveränderten Pc-Drücke in unserer Versuchsanordnung unter Mepindolol-Sulfat ebenfalls als Zeichen einer besseren myocardialen Sauerstoffbilanz zu werten sein.

Zusammenfassung

Zusammenfassend kann gesagt werden:

1. Als erstes hämodynamisches Zeichen einer durch körperliche Belastung ausgelösten myocardialen Ischämie findet man parallel zu einer ischämischen ST-Streckensenkung im EKG einen pathologischen Anstieg der Pc-Drücke.

2. Beim Auftreten von stenokardischen Beschwerden kommt es zusätzlich zu einem Abfall des SV und zu einem Anstieg des PW.

3. Unter β-Rezeptoren-Blockade findet man im Vergleich zum

Kontrollversuch weder einen SV-Abfall noch einen reflektorischen Anstieg des PW. Ein stenokardischer Anfall kann verhindert werden.

4. Der wesentliche therapeutische Ansatzpunkt der β-Rezeptoren-Blocker bei der Behandlung der Angina pectoris liegt in einer Senkung des myocardialen Sauerstoffverbrauches durch Senkung der HF und damit der Netto-Arbeitsleistung des Herzens bei definierter körperlicher Belastung.

Zusätzlich dürfte die blutdrucksenkende Wirkung der β-Rezeptoren-Blocker (Reduktion der Nachbelastung) einen gewissen, wenn auch untergeordneten therapeutischen Effekt haben.

12. Anwendung der β-Rezeptoren-Blocker beim psychischen Streß

Ein weiteres Anwendungsgebiet der β-Rezeptoren-Blocker ergibt sich für Patienten, die auf psychischen Streß pathologisch reagieren.

Im Kapitel 4 konnte gezeigt werden, daß es beim Menschen unter psychischen Streßbedingungen zu einer Aktivierung des sympathoadrenalen Systems und dabei zu einer Adrenalinfreisetzung kommt. Dies hat vor allem einen Anstieg der HF und des Blutdrucks zur Folge. Normalpersonen erleben diesen Zustand als „aufgeregt sein" mit Herzklopfen und Nervosität. Bei überschießender Streßreaktion kann diese Symptomatik wesentlich verstärkt auftreten, die Patienten klagen über heftigstes Herzklopfen, Atemnot, motorische Unruhe. Dies kann dazu führen, daß die Patienten in ihrer Handlungsfähigkeit im Alltag beeinträchtigt sind. Es handelt sich dabei meist um Patienten mit hyperkinetischer Kreislaufregulation (in klassischer Form als „hyperkinetisches Herzsyndrom" ausgeprägt).

Es wäre zu erwarten, daß in solchen Fällen eine Therapie mit β-Rezeptoren-Blockern hilfreich sein kann.

In der im folgenden beschriebenen Studie wurde bei neun Patienten, die auf psychischen Streß mit einer hyperkinetischen Kreislaufregulation reagieren, die Hämodynamik vor und nach Gabe von Propranolol i.v. untersucht und mit einem Normalkollektiv verglichen.

Methodik

Die Untersuchungen wurden an acht Patienten im Alter zwischen 18 und 27 Jahren mit hyperkinetischer Kreislaufregulation durchgeführt.

Die Patienten hatten eine erhöhte HF in Ruhe, einen erhöhten Blutdruck und eine eingeschränkte körperliche Leistungsbreite nach

Bühlmann [43]. Weiters mußten die Patienten auch eine subjektive Beschwerdesymptomatik wie vermehrtes Herzklopfen bei Aufregung, Nervosität, innere und motorische Unruhe sowie eine Beeinträchtigung der allgemeinen Leistungsfähigkeit angeben.

Nach Einführung des Swan-Ganz-Thermodilutionskatheters und nach Punktion der Arteria radialis zur arteriellen Blutdruckmessung wurden die hämodynamischen Parameter entsprechend der in der Einleitung angegebenen Methodik unter Basalbedingungen und unter psychischem Streß erhoben. Die Probanden mußten im Kopf unter Zeitdruck, durch ein Metronom akustisch gestört, Rechenaufgaben lösen.

Die Dauer des Stresses betrug 5 Min.

Die hämodynamischen Parameter wurden am Ende jeder Minute registriert. Zur statistischen Auswertung wurde ein Mittelwert aus der 1., 3. und 5. Min. verwendet. Nach dem Kontrollversuch erhielten die Patienten 10 mg Propranolol i.v. 30 Min. nach der Injektion wurde der Versuch wiederholt.

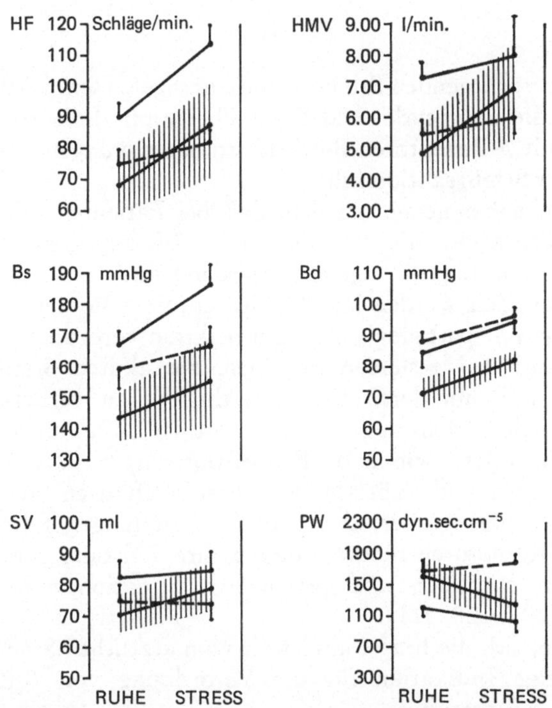

Abb. 34. Mittelwerte ± SE (n = 6) der hämodynamischen Veränderungen unter Basalbedingungen und unter psychischem Streß vor (———) und nach (-----) β-Rezeptoren-Blockade mit Propranolol (10 mg i.v.) bei Patienten mit „hyperkinetischem Herzsyndrom"

Ergebnisse

In Abb. 34 sind Mittelwert ± SE der hämodynamischen Daten vor und nach β-Rezeptoren-Blockade unter Basalbedingungen und unter psychischem Streß aufgezeichnet.

Zusätzlich zeigen die schraffierten Flächen den Normalbereich ($\bar{x} \pm s$), der von acht gesunden Probanden gewonnen wurde, die unter denselben Bedingungen untersucht wurden wie die Patienten.

Im Kontrollversuch zeigt sich, daß bei den Patienten mit hyperkinetischem Herzsyndrom die HF und die Blutdrücke auch unter psychischem Streß deutlich höher liegen als bei Normalpersonen. Die hämodynamischen Parameter liegen durchwegs weit außerhalb des Normbereichs.

Unter β-Rezeptoren-Blockade mit Propranolol kommt es zur weitgehenden Normalisierung sämtlicher hämodynamischer Befunde. Lediglich die diastolischen Blutdrücke bleiben außerhalb des Normbereichs.

Diskussion

Mit der vorliegenden Studie konnte nachgewiesen werden, daß bei Patienten, die auf psychischen Streß überempfindlich reagieren, eine Therapie mit β-Rezeptoren-Blockern zu einer weitgehenden Normalisierung der Streßreaktion führt.

Es kann daher gesagt werden, daß bei Patienten mit pathologischer Streßreaktion die Therapie mit β-Rezeptoren-Blockern als zielführend und sinnvoll angesehen werden kann.

In letzter Zeit werden jedoch β-Rezeptoren-Blocker nicht nur bei Krankheiten mit pathologischer Streßreaktion verordnet, sondern zunehmend auch bei gesunden Personen, die akuten Streßreaktionen ausgesetzt sind, um deren Leistungsfähigkeit zu verbessern. Hochleistungssportler, Menschen, die in kritischen Situationen ihre Angst überwinden sollen, wie z. B. Fallschirmspringer oder Schüler vor Prüfungen, aber auch Künstler vor ihren Auftritten oder Personen, die Vorträge halten oder schwierige Verhandlungen führen müssen, nehmen β-Rezeptoren-Blocker, damit ihre Leistung nicht von unangenehmen cardialen und psychischen Situationen beeinträchtigt wird [199, 207, 128, 211].

Es erhebt sich die Frage, inwieweit vom ärztlichen Standpunkt aus eine derartige Indikation für die Verordnung von β-Rezeptoren-Blockern gerechtfertigt ist.

Im Kapitel 4 konnte gezeigt werden, daß Normalpersonen, die unter β-Rezeptoren-Blocker-Therapie stehen, eine Streßsituation als solche zwar nicht in gewohnter Weise erleben, daß sie ihr aber durchaus ausgeliefert sind. So kann durch eine β-Rezeptoren-Blockade zwar der HF-Anstieg im Streß blockiert werden, nicht aber der Anstieg von Adrenalin im Plasma. Daraus ergibt sich die Gefahr, daß sich Personen unter β-Rezeptoren-Blockern Extremsituationen aussetzen, denen sie von ihrer natürlichen Konstitution her eigentlich gar nicht gewachsen wären. Es erhebt sich daher die Frage, inwieweit man als Arzt den Leistungsdruck, dem die Menschen in unserer Gesellschaft ausgeliefert sind, durch medikamentöse Eingriffe weiter unterstützen soll.

Diese Überlegungen sollten vor allem auch deshalb angestellt werden, weil ja die Gefahr besteht, daß Patienten mit Hilfe der Verabreichung von β-Rezeptoren-Blockern gesellschaftliche bzw. berufliche Positionen erlangen könnten, die sie ohne medikamentöse Therapie gar nicht bewältigen würden, sodaß sie von ihrem Medikament abhängig werden.

Auf jeden Fall besteht die Gefahr, daß sich Patienten unter β-Rezeptoren-Blockern einer Streßsituation öfter und unbekümmerter aussetzen als ohne die Möglichkeit einer Einnahme von Medikamenten.

Da jedoch der Anstieg der Blutdrücke unter β-Rezeptoren-Blockade im Streß nicht entscheidend beeinflußt werden kann, sind solche Patienten erhöhten Blutdruckwerten dann öfter ausgesetzt, als sie es ohne medikamentöse Therapie wären. Da aber der eigentliche Risikofaktor der meisten Herz-Kreislauf-Erkrankungen ein hoher Blutdruck ist, sind sie in dieser Hinsicht eher gefährdet. Jedenfalls muß aus dieser Sicht bezweifelt werden, daß eine prophylaktische Einnahme von β-Rezeptoren-Blockern das Auftreten von Herz-Kreislauf-Erkrankungen bei Personen, die unter starkem Streß stehen, hintanhalten können.

Weiters hat die Therapie mit β-Rezeptoren-Blockern auch einen psychosomatischen Aspekt. Von der Psychosomatik haben wir gelernt, daß der menschliche Leib Austragungsort seelischer Vorgänge, ja im gewissen Sinne sogar notwendige Voraussetzung seelischer Erlebnisfähigkeit ist [179, 103]. Das Herz nimmt in dieser Beziehung sogar eine zentrale Stellung ein [103]. Der Sprachgebrauch hat diese Zusammenhänge mit Ausdrücken wie „Es geht mir etwas zu Herzen", „Er ist ein herzlicher Mensch", „Er freut sich von Herzen" usw. sehr klar erkannt. Bei der Verabreichung von β-Rezeptoren-Blockern werden naturgemäß diese „Reaktionen des menschlichen Herzens" unterdrückt. In Anbetracht der Tatsache, daß viele zeitkritische Stimmen unsere Gesellschaft als herzlos charakterisieren, frägt man sich, wohin es führen wird, wenn man anfängt, das Herz des Menschen mit Hilfe von Medikamenten zugunsten der Leistung zu „Blockieren", und dabei in Kauf nimmt, daß das Herz nicht mehr „vor Freude hüpfen" kann, daß Diskussionen nicht mehr mit „Herzlichkeit" geführt werden können, ja, daß die Menschen im Umgang miteinander nicht mehr in gewohnter Weise „mit Herz" reagieren können.

Zusammenfassend kann gesagt werden, daß die Verabreichung von β-Rezeptoren-Blockern sowohl vom Standpunkt der Hämodynamik als auch aus psychosomatischer und sogar in gewissem Sinne aus gesellschaftspolitischer Sicht Gefahren in sich birgt. Die Indikation zur Verabreichung von β-Rezeptoren-Blockern im Streß sollte daher entsprechend der traditionellen ärztlichen Ethik nur dort gestellt werden, wo aufgrund eines definierten Krankheitsbildes, z. B. beim hyperkinetischen Herzsyndrom, eine pathologische Reaktion auf Streß vorliegt.

Eine Verordnung von β-Rezeptoren-Blockern bei gesunden Personen mit dem Ziel, ihre Leistungsfähigkeit in Extremsituationen zu steigern, erscheint jedoch aus ärztlicher Sicht in den seltensten Fällen gerechtfertigt.

13. β-Rezeptoren-Blocker bei der Behandlung der orthostatischen Kreislaufregulationsstörung

Bei der orthostatischen Kreislaufregulationsstörung handelt es sich um ein Krankheitsbild, bei dem es zu einer passageren Hypotonie kommt, die besonders beim Übergang vom Liegen zum Stehen auftritt [109, 108, 218, 177, 183, 58].

Es kommt infolge ungenügender vasomotorischer Anpassungsvorgänge zu einem Versacken des Blutes besonders in die unteren Extremitäten. Dadurch wird der Rückfluß des Blutes zum Herzen vermindert. Durch eine überschießende sympathische Gegenregulation antwortet das Herz mit einer Tachykardie. Die venöse Ventrikelfüllung wird dadurch eher weiter reduziert. Der Blutdruck kann nicht mehr aufrechterhalten werden.

Bei der Behandlung der orthostatischen Kreislaufregulationsstörung ist man daher bemüht, einerseits die HF zu senken und andererseits den peripheren Gefäßtonus zu steigern [25].

Im Kapitel 5 konnte gezeigt werden, daß die orthostatische Kreislaufregulation von nicht selektiven β-Rezeptoren-Blockern an zwei Stellen günstig beeinflußt wird:

1. Durch die Hemmung der HF und durch einen besseren venösen Rückfluß zum Herzen kommt es zu einer besseren Ventrikelfüllung

und damit zu einem geringeren SV-Abfall als ohne β-Rezeptoren-Blockade;

2. bewirkt die β_2-Blockade in den peripheren Gefäßen, daß der diastolische Blutdruck höher liegt als unter Kontrollbedingungen.

Es wäre daher theoretisch zu erwarten, daß die Verabreichung von β-Rezeptoren-Blockern bei der orthostatischen Kreislaufregulationsstörung therapeutisch wirksam sein könnte.

In der im folgenden beschriebenen Studie wurden die hämodynamischen Veränderungen bei Lagewechsel aus der Horizontallage in die Vertikallage bei sechs Patienten mit orthostatischen Kreislaufregulationsstörungen untersucht. Als Einschlußkriterien kamen solche Patienten zur Auswahl, bei denen es neben den typischen orthostatischen Beschwerden wie Schwindel, Ohrensausen, Müdigkeit, Schwäche, Kältegefühl und Herzklopfen in der Voruntersuchung auch zu einem orthostatischen Kollaps mit Ohnmacht gekommen war. Das Durchschnittsalter der Patienten betrug 31 ± 4 Jahre (vier weiblich, zwei männlich).

Der Orthostaseversuch wurde auf einem Kipptisch, der händisch bedient wurde, durchgeführt. Die hämodynamischen Parameter wurden mit Hilfe der Swan-Ganz-Thermodilutionsmethode und blutiger Blutdruckmessung erhoben (vergleiche Methodik in der Einleitung).

Nach dem Kontrollversuch erhielten die Patienten 10 mg Propranolol i.v. verabreicht. 30 Min. danach wurden die hämodynamischen Parameter neuerlich in Ruhe und unter Orthostasebedingungen (1. Min. und 3. Min. nach Lagewechsel) gemessen.

Ergebnisse

Die Abb. 35 zeigt die hämodynamischen Veränderungen ($\bar{x} \pm$ SE) in Ruhe und unter Orthostase eine Min. und drei Min. nach Lagewechsel. Im Kontrollversuch kommt es in der ersten Minute zu einem Anstieg der HF, zu einem Abfall der Pc-Drücke und zu einem starken Abfall des SV.

Trotz Anstieg des PW sinkt der systolische Blutdruck ab, der diastolische Blutdruck und der Mitteldruck steigen nur geringfügig an.

In der dritten Min. war es bei allen Patienten zu orthostatischen Beschwerden gekommen und, abgesehen von einem Patienten, auch zu einem orthostatischen Kollaps mit Ohnmacht.

In der Hämodynamik fand sich ein massiver Abfall des PW mit Blutdruckabfall. Dies war begleitet von einer Abnahme der HF und von einem Anstieg des SV. Das HMV war gegenüber der ersten Minute kaum reduziert.

Unter β-Rezeptoren-Blockade findet man unter Basalbedingungen

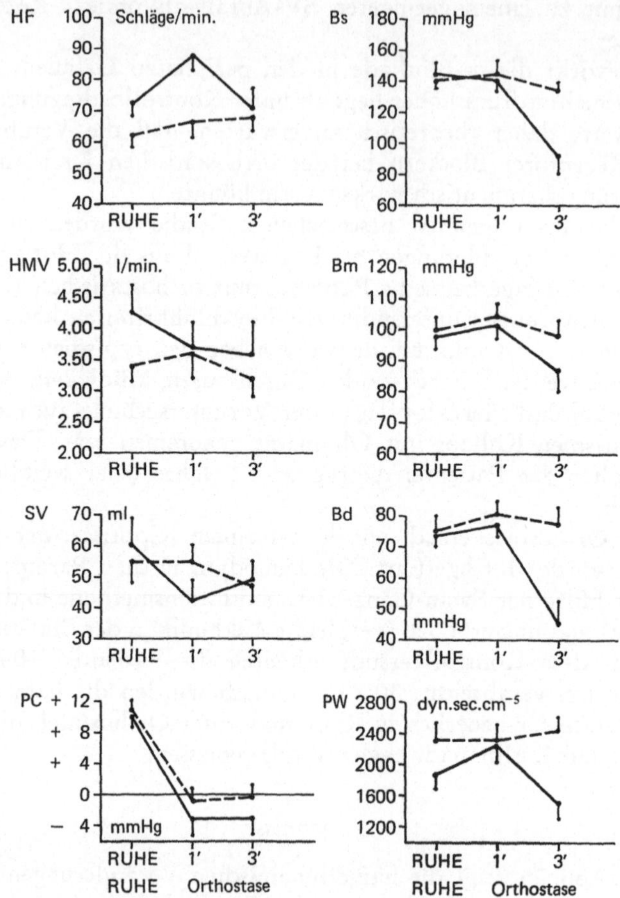

Abb. 35. Mittelwerte ± SE (n = 6) der hämodynamischen Veränderungen bei Lagewechsel aus der Horizontallage in die Vertikallage vor (———) und nach (-----) β-Rezeptoren-Blockade mit Propranolol (10 mg i.v.) bei Patienten mit orthostatischen Kreislaufregulationsstörungen

wiederum die typischen hämodynamischen Veränderungen, wie sie nach Gabe von Propranolol zu erwarten sind. Es kommt zu einer Reduktion von HF, SV und HMV, der mittlere Blutdruck bleibt infolge eines reflektorischen Anstieges des PW weitgehend stabil.

Die hämodynamische Reaktion auf Orthostase unterscheidet sich erheblich vom Kontrollversuch. Der Anstieg der HF ist nur geringfügig, das SV fällt in der ersten Min. nicht mehr ab und liegt wesentlich und signifikant höher als im Kontrollversuch. Das HMV steigt eher an.

Die Blutdrücke und Pc-Drücke liegen, verglichen zum Kontrollversuch, unter β-Rezeptoren-Blockade höher.

Wesentlich ist dabei, daß die subjektiven Beschwerden bei allen Patienten geringer waren, ein orthostatischer Kollaps konnte verhindert werden. Die hämodynamischen Parameter blieben auch in der dritten Min. weitgehend stabil, es kommt lediglich zu einer leichten Abnahme der systolischen Blutdrücke.

Diskussion

Im Kontrollversuch zeigten die Patienten mit orthostatischer Kreislaufregulationsstörung im großen und ganzen die typischen hämodynamischen Veränderungen, wie sie bei Orthostase zu erwarten sind.

Es kommt infolge des verminderten venösen Rückflusses zu einer Abnahme des SV und damit des HMV. Dadurch wird reflektorisch ein Anstieg von HF und PW ausgelöst. In der ersten Minute unterscheidet sich diese Reaktion kaum von derjenigen bei Normalpersonen (vergleiche Kapitel 5). Lediglich der Anstieg der Blutdrücke, wie er bei Normalpersonen unter Orthostase gefunden wird, ist bei den Patienten weniger ausgeprägt. Dies bedeutet, daß der reflektorische Anstieg des PW bei Patienten mit orthostatischer Kreislaufregulationsstörung geringer zu sein scheint als unter normalen Verhältnissen.

Beim Auftreten einer orthostatischen Synkope ergibt sich hingegen ein erstaunliches Bild.

Es kommt zu einer plötzlichen HF-Verlangsamung und zu einem Abfall des PW und des Blutdruckes. Die Patienten werden ohnmächtig.

Die Frage ist, wie diese Reaktion zu deuten ist.

Im Prinzip entspricht sie dem typischen hämodynamischen Bild einer vagovasalen Synkope.

Eine Erklärung für dieses Phänomen haben Eppstein und Mitarb. vorgeschlagen [66]:

Sie haben darauf hingewiesen, daß die Kombination von vermindertem Ventrikelvolumen bei gleichzeitig erhöhtem Sympathikotonus zu einem Anstieg der myocardialen Wandspannung führt. Dabei kommt es zur Reizung von intracardialen Baro-Rezeptoren und dadurch zur Auslösung einer orthostatischen vasovagalen Synkope mit HF-Abfall und massivem Blutdruckabfall.

Diese Erklärung erscheint im Hinblick auf die gute Wirkung von Propranolol bei orthostatischer Kreislaufregulationsstörung durchaus plausibel. Durch die Hemmung der HF in Kombination mit einem besseren venösen Rückfluß (Pc-Drücke) zum Herzen kommt

es unter Propranolol zu einer besseren Ventrikelfüllung und
damit zu einem geringeren SV-Abfall als ohne β-Blockade. Zusätzlich führt die β-Rezeptoren-Blockade zu einer verminderten Kontraktilität des Herzens. Beide Faktoren könnten einen zu starken Anstieg der myocardialen Wandspannung und damit die Auslösung eines vagovasalen Reflexes über intracardiale Baro-Rezeptoren verhindern.

Zusätzlich kommt es über die Blockade der peripheren β_2-Rezeptoren in den Gefäßen zu einem blutdrucksteigernden Effekt bei Orthostase.

Zusammenfassung

Zusammenfassend kann gesagt werden, daß β-Rezeptoren-Blocker bei einer orthostatischen Kreislaufregulationsstörung über zwei Mechanismen einen günstigen Effekt entfalten.

1. Durch die bessere venöse Ventrikelfüllung
(HF-Hemmung, venöser Rückfluß) und durch eine Tonisierung der peripheren Gefäße (β_2-Rezeptoren-Blockade) liegen Blutdrücke unter Orthostasebedingungen höher als im Kontrollversuch.

2. Durch die Verminderung der myocardialen Wandspannung (ausreichende Ventrikelfüllung, verminderte Kontraktilität) wird die Auslösung einer vagovasalen Synkope und damit ein Ohnmachtsanfall verhindert.

14. β-Rezeptoren-Blocker in der Hypertonie-Behandlung

Prichard und Gillam haben als erste bei Patienten, die sie wegen einer Angina pectoris mit β-Rezeptoren-Blockern behandelten, die blutdrucksenkende Wirkung dieser Substanzen beobachtet [162, 163, 164].

Seither konnte in einer großen Anzahl von Studien nachgewiesen werden, daß praktisch alle β-Rezeptoren-Blocker bei Patienten mit essentieller Hypertonie bei chronischer Verabreichung einen blutdrucksenkenden Effekt aufweisen [164, 79, 97, 231, 96, 164, 170, 160]. Diese Wirkung der β-Rezeptoren-Blocker ist, wie in Kapitel 6 hingewiesen wurde, erstaunlich, da aufgrund der β-Rezeptoren-Blockade in den peripheren Gefäßen theoretisch eher eine Steigerung des Blutdrucks unter β-Rezeptoren-Blocker-Therapie zu erwarten wäre. Nach akuter Verabreichung von β-Rezeptoren-Blockern ist dies auch insofern tatsächlich der Fall, als es, wie in den Versuchen mit Normalpersonen gezeigt werden konnte, zu einem Anstieg des PW kommt (vergleiche Kapitel 3).

Auch bei Patienten mit Hypertonie findet man nach akuter Verabreichung von Propranolol keinen blutdrucksenkenden Effekt [97, 162, 212, 144].

Hämodynamische Veränderungen nach akuter Verabreichung von Propranolol bei Patienten mit essentieller Hypertonie in Ruhe und unter körperlicher Belastung

Die im folgenden beschriebene Studie wurde an sechs Patienten mit essentieller Hypertonie durchgeführt. Das Alter der Patienten lag zwischen 35 und 58 Jahren.

Eine sekundäre Hypertonieform wurde durch eine entsprechende Voruntersuchung ausgeschlossen (i.v. Pyelographie, Katecholamine, Thoraxröntgen, Renin-Aldosteron-Bestimmung, Elektrolyte).

Die Untersuchungen wurden unter Kontrollbedingungen und nach i.v. Gabe von Propranolol durchgeführt:

Da die hämodynamischen Veränderungen unter β-Rezeptoren-Blockade insbesondere unter körperlicher Belastung zur Wirkung kommen, wurden die Untersuchungen nicht nur in Ruhe, sondern auch unter Ergometerbelastung in zwei Belastungsstufen durchgeführt. Als erste Belastungsstufe wurden 40 %, als zweite Belastungsstufe 80 % des Sollwertes der effektiven Arbeitskapazität nach Bühlmann [43] gewählt. Jede Belastung wurde über vier Min. durchgeführt. Am Ende jeder Belastungsstufe wurden die hämodynamischen Meßgrößen unter Steady-state-Bedingungen registriert.

Nach der Kontrolluntersuchung wurde eine Ruhepause bis zur Wiedererreichung der Ausgangswerte eingehalten, dann erfolgte eine i.v. Injektion von 10 mg Propranolol. 30 Min. nach abgeschlossener Injektion wurden die hämodynamischen Parameter erneut gemessen.

Die hämodynamischen Untersuchungen wurden mit Hilfe der Swan-Ganz-Thermodilutionsmethode und mit Hilfe blutiger Blutdruckmessung durchgeführt. Bezüglich der Methodik sei auf die Einleitung verwiesen.

Ergebnisse

In Abb. 36 sind Mittelwerte ± SE der wichtigsten hämodynamischen Veränderungen in Ruhe und unter Ergometerbelastung zusammengefaßt. Ähnlich wie bei den Normalpersonen kommt es auch bei Patienten mit essentieller Hypertonie unter Ruhebedingungen zu einer leichten Abnahme des HMV, die durch eine Reduktion von HF und SV bedingt ist. Trotz Abnahme des HMV bleibt jedoch der Blutdruck relativ stabil. Der systolische Blutdruck sinkt zwar etwas, wenn auch nicht signifikant, ab, der PW steigt jedoch erheblich an, womit ein Anstieg der diastolischen Blutdrücke verbunden ist. Daraus resultiert summa summarum ein unveränderter mittlerer Blutdruck.

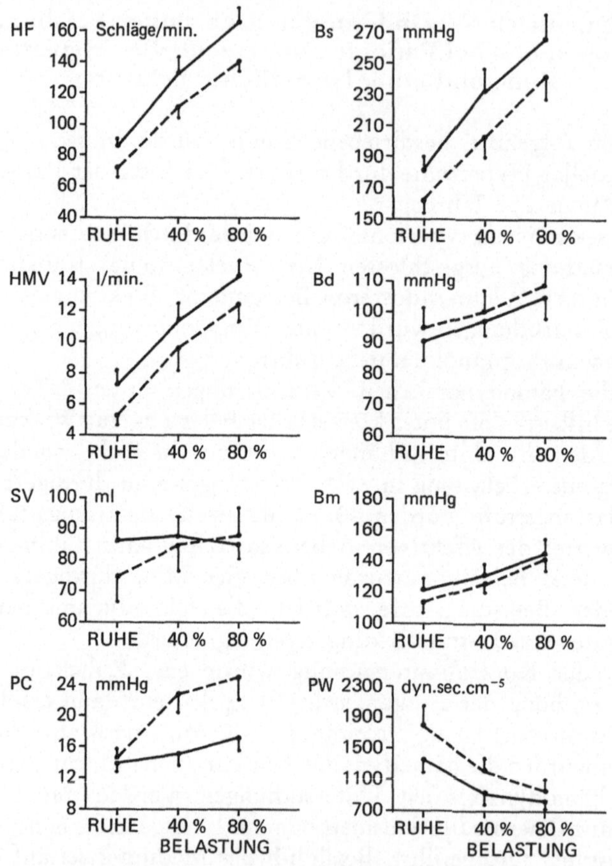

Abb. 36. Mittelwerte $\pm$ SE der hämodynamischen Veränderungen in Ruhe und unter körperlicher Belastung (40 und 80 % des Sollwertes der effektiven Arbeitskapazität) vor (——) und nach (-----) akuter Gabe von Propranolol (10 mg i.v.) bei 6 Patienten mit essentieller Hypertonie

Unter körperlicher Belastung findet man ebenfalls wie bei den Normalpersonen eine Abnahme des HMV und der systolischen Blutdrücke, während die diastolischen Blutdrücke angestiegen waren, so daß der mittlere Blutdruck wieder unverändert bleibt.

Zusammenfassung

Zusammenfassend kann gesagt werden, daß es bei Verabreichung von Propranolol im Akutversuch auch bei Hypertonikern weder in Ruhe noch unter körperlicher Belastung zu einer wesentlichen Beeinflussung des Blutdrucks kommt.

Hämodynamische Veränderungen nach chronischer Verabreichung von Propranolol bei Patienten mit essentieller Hypertonie

In Kapitel 6 konnte nachgewiesen werden, daß es bereits bei Normalpersonen zu einem blutdrucksenkenden Effekt nach chronischer Verabreichung von Propranolol kommt. Dabei konnten drei zum Teil miteinander konkurrierende Wirkungen von Propranolol auf das Herz-Kreislauf-System beschrieben werden, nämlich ein gefäßerweiternder Effekt, die Senkung des HMV sowie eine gefäßverengende Komponente durch die Blockade der β_2-Rezeptoren in der Peripherie.

Weiters konnte gezeigt werden, daß die Aktivierung des sympathoadrenalen Systems durch körperliche Belastung bei Normalpersonen zu einem Anstieg der Plasmareninaktivität und der Plasmaaldosteronaktivität führt. Nach Verabreichung von Propranolol ist der Anstieg der Plasmareninaktivität unterdrückt.

Dieser Effekt von Propranolol stand jedoch in keinem ursächlichen Zusammenhang mit seiner Wirkung auf das Herz-Kreislauf-System.

Im Gegensatz dazu konnten verschiedene Autoren bei Patienten mit essentieller Hypertonie sehr wohl einen Zusammenhang zwischen der blutdrucksenkenden Wirkung von Propranolol und dessen Wirkung auf das Renin-Aldosteron-System finden [42, 153, 203, 47].

In der im folgenden beschriebenen Studie wurde in Analogie zu den hämodynamischen Untersuchungen bei Normalpersonen untersucht, welchen Effekt eine β-Rezeptoren-Blockade nach chronischer Verabreichung auf die Hämodynamik sowie auf das Renin-Aldosteron-System und auf das Verhalten der Katecholamine bei Patienten mit essentieller Hypertonie hat. Dabei wurde vor allem auch das Verhalten der hämodynamischen und hormonellen Parameter unter körperlicher Belastung untersucht.

Methodik

Die Untersuchungen wurden an sieben Patienten mit essentieller Hypertonie im Alter zwischen 28 und 37 Jahren durchgeführt. Durch

eine entsprechende Voruntersuchung (i.v. Pyelographie, Katecholamine, Renin-Aldosteron-Bestimmung, Elektrolyte, Thoraxröntgen,
cardiale Untersuchung) wurde eine sekundäre Hypertonieform ausgeschlossen.

Der Untersuchungsgang entsprach weitgehend demjenigen, wie er
auch bei Normalpersonen durchgeführt wurde:

Die Patienten wurden hospitalisiert und bekamen eine Diät, die
120 mmol Kochsalz und 28 mmol Kalium täglich enthielt.

Die körperliche Belastung am Ergometer erfolgte stets erst nach
einer zehnstündigen Ruhepause im Liegen.

Alle Untersuchungen wurden um 9.00 Uhr morgens begonnen und
wurden zur selben Tageszeit unter Kontrollbedingungen und dann
unter β-Rezeptoren-Blockade durchgeführt.

Versuchsablauf

Periode	Tag	Untersuchungen
I	1— 2	Ergometertraining
	3	5 h Urinausscheidung der Katecholamine
		A. Hämodynamische Untersuchung:
		a) in Ruhe
		b) unter Belastung (40 % und 80 % des Soll- wertes der effektiven Arbeitskapazität)
		B. Biochemische Untersuchungen:
		a) 5 h Urinausscheidung der Katecholamine

		b) Blutabnahme zur Plasmareninkonzentra-
		     tionsbestimmung und Plasmaaldosteronbe-
		     stimmung sowie Bestimmung von Serum-
		     Kalium
		       in Ruhe
		       unter Ergometerbelastung
		       nach Belastung

II	5—18	4 × 40 mg Propranolol per os täglich
III	19—22	Vorgangsweise entsprechend Punkt I Weiterführung der Propranololtherapie Letzte Dosis 2 h vor der Ergometrie

Bezüglich der hämodynamischen Meßmethodik sowie der biochemischen Bestimmungsmethoden sei wiederum auf die Einleitung
verwiesen.

Ergebnisse

Hämodynamische Veränderungen

In Abb. 37 sind die Ergebnisse ($\bar{x} \pm$ SE) der hämodynamischen Veränderungen in Ruhe und unter den beiden Belastungsstufen aufgezeichnet.

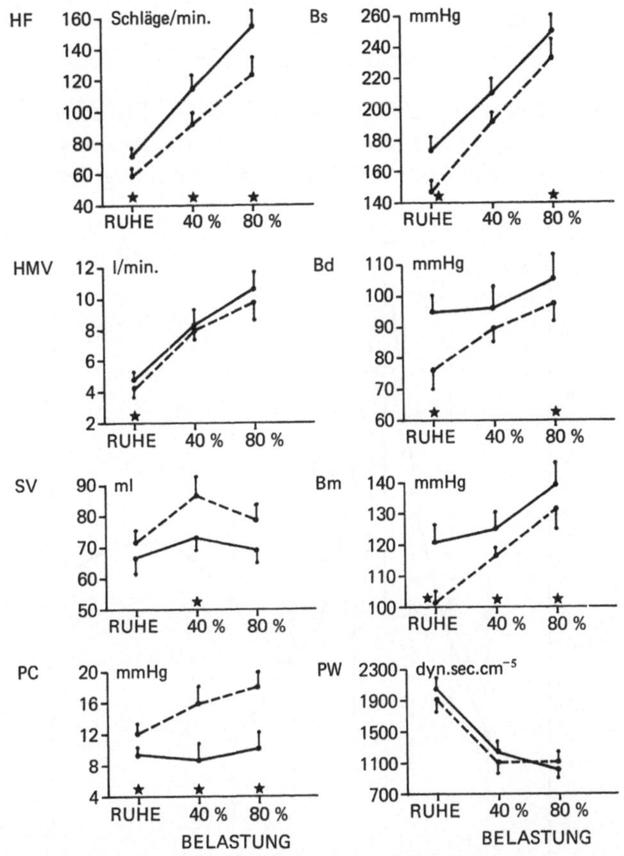

Abb. 37. Mittelwerte ± SE der hämodynamischen Veränderungen in Ruhe und unter körperlicher Belastung (40 und 80 %/0 des Sollwertes der effektiven Arbeitskapazität) vor (———) und während (-----) chronischer Verabreichung von Propranolol (4 × 40 mg täglich) bei 7 Patienten mit essentieller Hypertonie

Unter Ruhebedingungen kommt es nach chronischer Verabreichung von Propranolol wiederum zu einer signifikanten Abnahme der HF und des HMV, das SV war nicht signifikant verändert. Trotz

Abnahme des HMV kommt es jedoch nach chronischer Verabreichung im Gegensatz zum Akutversuch zu keinem gegenregulatorischen Anstieg des PW. Daraus resultiert ein erheblicher Abfall der systolischen und diastolischen Blutdrücke.

Während körperlicher Belastung lag die HF deutlich niedriger als im Kontrollversuch. Das SV war hingegen kompensatorisch angestiegen (Frank-Starling-Mechanismus, vergleiche Kapitel 2, 3, 8), so daß das HMV in Relation zur HF-Hemmung nur wenig niedriger lag als im Kontrollversuch.

Hormonelle Parameter

Im Kontrollversuch kam es bei körperlicher Belastung zu einem erheblichen Anstieg der Plasmareninaktivität. Die maximale Konzentration wurde fünf bis zehn Min. nach Beendigung der Ergometrie erreicht.

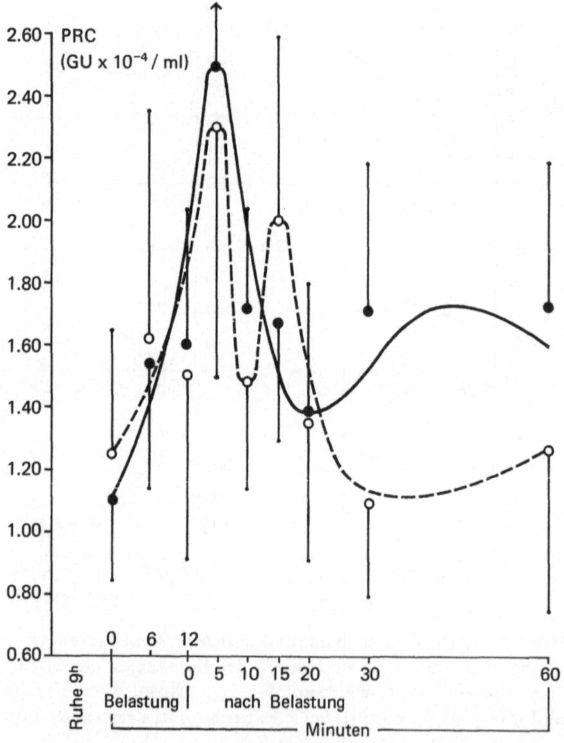

Abb. 38. Mittelwerte ± SE der Plasmareninaktivität in Ruhe, unter körperlicher Belastung und nach Belastung vor (———) und während (-----) chronischer Verabreichung von Propranolol (4×40 mg täglich) bei 7 Patienten mit essentieller Hypertonie

Unter chronischer Verabreichung von Propranolol wurde der belastungsbedingte Reninanstieg nicht beeinflußt. Die basalen Plasmareninkonzentrationswerte unterschieden sich ebensowenig vor und nach Propranololtherapie signifikant (vergleiche Abb. 38).

Die Aldosteronkonzentration stieg unter körperlicher Belastung ebenfalls an. Dieser Effekt wurde von Propranolol nicht signifikant beeinflußt (Abb. 39).

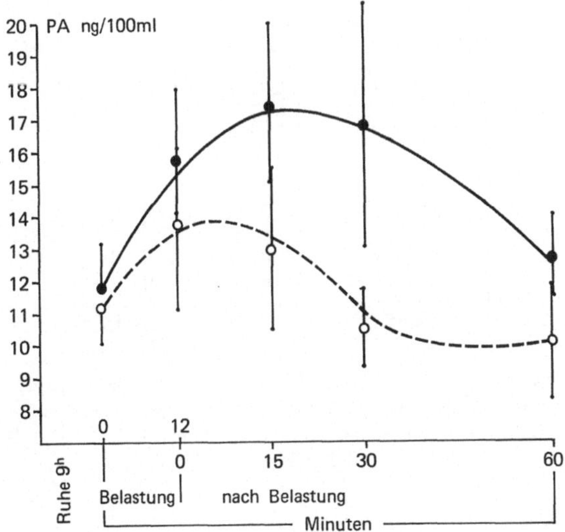

Abb. 39. Mittelwerte ± SE der Plasmaaldosteronaktivität in Ruhe, unter körperlicher Belastung und nach Belastung vor (———) und während (-----) chronischer Verabreichung von Propranolol (4×40 mg täglich) bei 7 Patienten mit essentieller Hypertonie

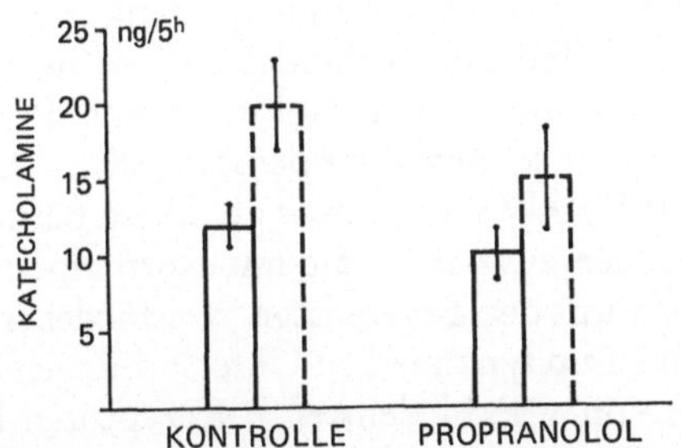

Abb. 40. Mittelwerte ± SE der Harnausscheidung (0—5 Stunden nach Belastung) der Gesamtkatecholamine in Ruhe (———) und nach körperlicher Belastung (-----) vor und während chronischer Verabreichung von Propranolol (4×40 mg täglich) bei 7 Patienten mit essentieller Hypertonie

8   Bonelli, Beta-Rezeptoren-Blockade

In Abb. 40 sieht man, daß es auch bei den Hypertonikern zu einer vermehrten Ausscheidung der Katecholamine im Harn nach Belastung kommt. Dieser Effekt kann von Propranolol nicht beeinflußt werden.

Die Serum-Kaliumkonzentration stieg bei körperlicher Belastung sowohl im Kontrollversuch als auch unter Propranolol signifikant an und erreichte 30 Min. nach Beendigung der Belastung wiederum den Ausgangswert (Abb. 41).

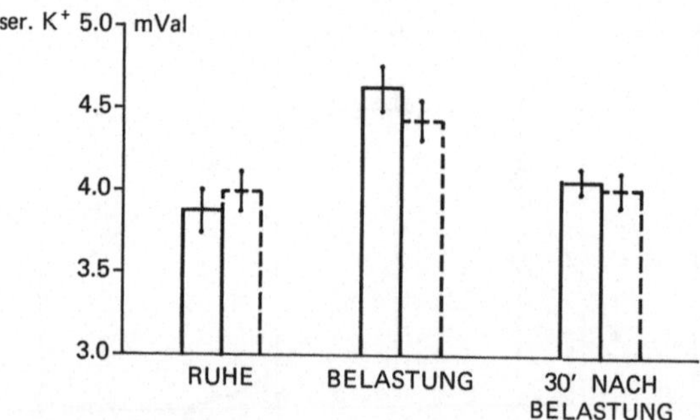

Abb. 41. Mittelwerte ± SE der Serum-Kaliumkonzentration in Ruhe, unter Ergometerbelastung und 30 Min. nach Belastung vor (———) und während (-----) chronischer Verabreichung von Propranolol (4×40 mg täglich) bei 7 Patienten mit essentieller Hypertonie

Diskussion

Hämodynamische Befunde

In der vorliegenden Studie konnte demonstriert werden, daß es bei Hypertonikern unter chronischer Verabreichung von Propranolol zu einer systolischen und diastolischen Blutdrucksenkung in Ruhe kommt. Dieser Effekt kommt dadurch zustande, daß es im Gegensatz zum Akutversuch nach chronischer Verabreichung von Propranolol trotz Abnahme des HMV zu keinem kompensatorischen Anstieg des PW mehr kommt. Der PW sinkt sogar etwas ab. Diese Befunde korrelieren gut mit den Ergebnissen aus der Studie mit Normalpersonen. Sie stimmen auch gut überein mit den Ergebnissen verschiedener anderer Autoren, die ebenfalls in hämodynamischen Untersuchungen eine blutdrucksenkende Wirkung von verschiedensten β-Rezeptoren-Blockern durch Beeinflussung der gegenregulatorischen Widerstandserhöhung gefunden hatten [97, 15, 116].

Im Gegensatz zu den Normalpersonen findet man bei Patienten mit Hypertonie auch unter körperlicher Belastung einen blutdrucksenkenden Effekt. Allerdings ist die Abnahme des Blutdrucks, insbesondere des diastolischen Blutdrucks, unter körperlicher Belastung geringer als unter Ruhebedingungen. Offensichtlich macht sich auch bei Hypertonikern die β_2-Blockade in den peripheren Gefäßen unter Belastung stärker bemerkbar als in Ruhe.

Das Verhalten des SV und der Pc-Drücke bei Hypertonikern entspricht demjenigen bei Normalpersonen: auch bei Patienten mit essentieller Hypertonie kann unter Therapie mit β-Rezeptoren-Blokkern das SV durch Aktivierung des Frank-Starling-Mechanismus (Pc-Druck-Anstieg) kompensatorisch erhöht werden.

Hormonelle Parameter

Ähnlich wie bei Normalpersonen kommt es auch bei Patienten mit essentieller Hypertonie unter Ergometerbelastung zu einem Anstieg der Plasmareninkonzentration und der Plasmaaldosteronkonzentration. Während hingegen bei Normalpersonen der Anstieg der Reninaktivität durch Propranolol unterdrückt werden konnte, ist dies bei Hypertonikern nicht der Fall. Das Verhalten sämtlicher hormoneller Parameter (Renin, Aldosteron, Katecholamine) und des Serum-Kaliums unterscheidet sich unter Propranolol nicht signifikant vom Kontrollversuch.

Eine Erklärung für dieses unterschiedliche Verhalten der Reninaktivität zwischen Normalpersonen und Hypertonikern kann anhand dieser Studie nicht gegeben werden. Es kann lediglich festgestellt werden, daß bei Hypertonikern offensichtlich das Zusammenspiel zwischen dem sympathoadrenalen System einerseits und dem Renin-Aldosteron-System auf der anderen Seite im Vergleich zu Normalpersonen verändert ist.

Korrelation zwischen hämodynamischen und hormonellen Parametern

Die Analyse der Ergebnisse zeigt weiter, daß keine Korrelation zu finden ist zwischen der Wirkung von Propranolol auf die hormonellen Parameter einerseits und dem blutdrucksenkenden Effekt auf der anderen Seite. Im Gegenteil, die antihypertensive Wirkung von Propranolol erscheint bei Hypertonikern eher stärker ausgeprägt als bei Normalpersonen, obwohl das Renin-Aldosteron-System nur bei diesen, nicht aber bei den Hypertonikern beeinflußt wird.

Es kann daher angenommen werden, daß der blutdrucksenkende Effekt von Propranolol bei Patienten mit essentieller Hypertonie nichts mit der Beeinflussung des Renin-Aldosteron-Systems zu tun haben dürfte.

Weiters kann angenommen werden, daß auch der Abfall des PW unter Propranolol bei Patienten mit essentieller Hypertonie nichts mit der Blockade der β-Rezeptoren in den peripheren Herz-Kreislauf-System zu tun haben dürfte, da weder eine Korrelation zwischen dem Ausmaß der Blockade, gemessen an der HF in Ruhe, und dem blutdrucksenkenden Effekt besteht und da zudem dort, wo sich die β-Rezeptoren-Blockade besonders auswirkt — nämlich unter körperlicher Belastung —, der blutdrucksenkende Effekt von Propranolol weniger ausgeprägt ist als unter Ruhebedingungen.

Die verschiedenen Theorien über die blutdrucksenkende Wirkung von β-Rezeptoren-Blockern

Letztlich stellt sich nach wie vor die Frage nach dem Wirkungsmechanismus, aufgrund dessen die β-Rezeptoren-Blocker eine blutdrucksenkende Wirkung bei längerdauernder Verabreichung entfalten. Im folgenden soll das Für und Wider der einzelnen Theorien kurz zusammengefaßt werden, wobei die Ergebnisse aus den eigenen Untersuchungen mit berücksichtigt werden sollen.

Es werden sechs Wirkungsmechanismen diskutiert:
1. der Antagonismus zu den cardialen β-Rezeptoren
2. der Antagonismus zur Reninfreisetzung in der Niere
3. der Antagonismus zu cerebralen β-Rezeptoren
4. die Änderung der Baro-Rezeptoren-Aktivität
5. eine Wirkung von aktiven Metaboliten
6. eine Wirkung über die Blockade der präsynaptischen β-Rezeptoren

Bei allen Hypothesen spricht manches für sie, manches gegen sie.

Antagonismus zu den cardialen β-Rezeptoren

Für einen Antagonismus zu den cardialen β-Rezeptoren als Grundlage des Wirkungsmechanismus für die blutdrucksenkende Wirkung spricht, daß im Akutversuch das HMV bei einigen Blockern absinkt [202, 97, 162, 212, 144].

Dagegen spricht, daß, wie bereits erwähnt, bei den meisten β-Rezeptoren-Antagonisten akut der PW ansteigt und damit der Blutdruck nach akuter Gabe, auch wenn sie durch eine normale β-Rezeptoren-Blockade gekennzeichnet ist, gleich bleibt. Dagegen spricht auch, daß β-Rezeptoren-Blocker mit intrinsischer Eigenaktivität einen wesentlich geringeren Einfluß auf das HMV haben (vergleiche Kap. 7), und daß diese β-Rezeptoren-Blocker trotzdem blutdrucksenkend wirken [115, 137].

Außerdem konnte in den eigenen Untersuchungen gezeigt werden, daß keine Korrelation zwischen dem Ausmaß der Blockade gemessen an der HF in Ruhe und dem blutdrucksenkenden Effekt der β-Rezeptoren-Blocker besteht, und daß zudem dort, wo sich die β-Rezeptoren-Blockade besonders auswirkt, nämlich unter körperlicher Belastung, der blutdrucksenkende Effekt von Propranolol weniger ausgeprägt ist als unter Ruhebedingungen.

Antagonismus zur Reninfreisetzung in der Niere

Für einen Antagonismus zur Reninfreisetzung spricht die Tatsache, daß β-Rezeptoren-Blocker einerseits die Reninfreisetzung in der Niere blockieren [71, 74], daß daher eine Herabsetzung der Reninaktivität unter dem Einfluß vieler β-Rezeptoren-Blocker gefunden wird [71] und daß manche Autoren bei Patientenkollektiven mit hoher Reninaktivität im Durchschnitt eine bessere Blutdrucksenkung erzielen konnten als bei Patienten mit normaler oder unterdrückter Plasmareninaktivität [42].

Von vielen Autoren konnte jedoch keine Korrelation zwischen dem Einfluß von Propranolol auf die Plasmareninaktivität und dessen blutdrucksenkender Wirkung gefunden werden [97, 139, 18, 196, 37, 118], was mit den eigenen Ergebnissen gut übereinstimmen würde. Gegen einen Zusammenhang zwischen einer Wirkung auf die Plasmareninaktivität und der blutdrucksenkenden Wirkung der β-Rezeptoren-Blocker spricht auch, daß bei Vorbehandlung von Patienten mit Saluretika ein Anstieg des Plasmareninspiegels beobachtet wird, der, wenn man β-Rezeptoren-Blocker zusetzt, nicht blockiert wird, obwohl durch diese gleichzeitige Gabe von β-Rezeptoren-Blockern der Blutdruck meist weiter gesenkt wird [37].

Cardio-selektive Blocker wie Practolol senken die Reninaktivität kaum und führen trotzdem zu einem Blutdruckabfall [67].

Weiters kann beobachtet werden, daß bei manchen Patienten auch mit niedriger Reninaktivität eine blutdrucksenkende Wirkung gefunden werden kann [117].

Die eigenen Untersuchungen haben gezeigt (vergleiche Kap. 6), daß durch eine Propranololbehandlung die belastungsinduzierte Reninfreisetzung bei Normalpersonen verhindert wird, obwohl unter dem Einfluß von Arbeit am Fahrradergometer der diastolische Blutdruck weniger stark abfällt als unter Bedingungen ohne β-Rezeptoren-Blockade. Zusätzlich konnte gezeigt werden, daß die antihypertensive Wirkung von Propranolol bei Patienten mit essentieller Hypertonie eher stärker ausgeprägt ist als bei Normalpersonen, obwohl die Reaktion des Renin-Aldosteron-Systems auf körperliche

Belastung bei Hypertonikernvon Propranolol weniger beeinflußt wird.

Nach Untersuchungen von Shand und Mitarbeitern [181] führt eine Steigerung der Propranolol-Dosis über ein bestimmtes Maß hinaus nicht zu einer weiteren Unterdrückung der Plasmareninaktivität, trotzdem kommt es oft noch zu einer weiteren Blutdrucksenkung. Im allgemeinen kann gesagt werden, daß 160 mg Propranolol pro die die Reninaktivität bereits maximal unterdrücken [153], daß aber für eine blutdrucksenkende Wirkung oft noch höhere Dosen erforderlich sind [230].

Antagonismus zu cerebralen β-Rezeptoren

Von manchen Autoren wurde ein Antagonismus zu cerebralen β-Rezeptoren postuliert [147, 60, 164], vor allem pharmakologische und tierexperimentelle Untersuchungen haben einige Anhaltspunkte dafür geliefert: Die β-Rezeptoren-Blocker haben alle eine gewisse zentrale Wirkung (Schlaflosigkeit, Wirkung auf Angst- und Spannungszustände usw. [146, 167]). Weiters konnte gezeigt werden, daß eine intracerebrale Isoproterenol-Infusion zu einem Blutdruckanstieg führt, der, durch β-Rezeptoren-Blocker ebenfalls intracerebral gegeben, antagonisiert wird [57]. Es konnte weiterhin gezeigt werden, daß 0,5 mg Propranolol intracerebral verabreicht, bei Kaninchen zu einer Blutdrucksenkung führt [60].

Gegen die Annahme eines Antagonismus zu cerebralen β-Rezeptoren als Grundlage der antihypertensiven Wirkung spricht, daß auch das D-Isomer von Propranolol, intracerebral verabreicht, zu Blutdrucksenkung führt, obwohl dieses Isomer, systemisch verabreicht, im Gegensatz zum Razemat keine drucksenkende Wirkung hat [191, 193, 125]. Dagegen könnte auch sprechen, daß die experimentellen Daten mit sehr hohen, für die Therapie nicht relevanten intracerebralen Dosen gewonnen wurden, und weiterhin, daß beispielsweise Practolol und Atenolol, die in sehr geringem Ausmaß in das zentrale Nervensystem penetrieren, trotzdem eine blutdrucksenkende Wirkung haben, wenn man sie systemisch verabreicht [72].

Änderung der Baro-Rezeptoren-Aktivität

Eine veränderte Aktivität der Baro-Rezeptoren wurde vor allem von Prichard diskutiert [96, 162, 163].

Diese Hypothese wurde vor allem aufgrund der Tatsache aufgestellt, daß β-Rezeptoren-Blocker erst nach chronischer Verabreichung einen antihypertensiven Effekt aufweisen. Es wurde daher angenommen, daß es zu Adaptationsvorgängen an den Baro-Rezeptoren im Sinne einer erhöhten Empfindlichkeit kommt. Diese Annahme ist allerdings rein hypothetisch-spekulativ, da bisher kaum ausreichend experimentelle Belege zur Verfügung stehen.

Gegen diese Hypothese spricht vor allem unsere eigene Beobachtung, nämlich daß es nach Verabreichung des β-Rezeptoren-Blockers Bufuralol-HCl bereits bei akuter Verabreichung zu einem blutdrucksenkenden Effekt kommt:

Die im folgenden beschriebene Studie wurde an acht Patienten mit essentieller Hypertonie durchgeführt. Das Alter der Patienten lag zwischen 36 und 55 Jahren.

Die hämodynamischen Untersuchungen wurden in Ruhe und unter körperlicher Belastung mit 40 und 80 % des Sollwertes der effektiven Arbeitskapazität nach Bühlmann [43] durchgeführt.

Nach dem Kontrollversuch erhielten die Patienten 10 mg Bufuralol-HCl i.v. injiziert. 30 Min. nach der Injektion wurden die hämodynamischen Parameter erneut in Ruhe und unter Belastung gemessen.

Die hämodynamische Untersuchung wurde mit Hilfe der Swan-Ganz-Thermodilutionsmethode und blutiger Blutdruckmessung durchgeführt (vergleiche Methodik in der Einleitung).

Bei Bufuralol-HCl handelt es sich um einen nicht cardio-selektiven β-Rezeptoren-Blocker mit geringer intrinsischer Eigenaktivität [143]).

Ergebnisse

In Abb. 42 sind Mittelwert ± SE der wichtigsten hämodynamischen Veränderungen in Ruhe und unter Ergometerbelastung vor und nach Bufuralol-HCl zusammengefaßt.

Im Gegensatz zur üblichen Reaktion bei akuter Gabe von β-Rezeptoren-Blockern (vergleiche Abb. 35) findet man unter Bufuralol-HCl unter Ruhebedingungen auch eine Abnahme des PW und dadurch eine erhebliche Reduktion der systolischen und diastolischen Blutdrücke bereits nach akuter Verabreichung. Auch unter körperlicher Belastung liegen die Blutdrücke bereits nach akuter Verabreichung von Bufuralol-HCl deutlich niedriger als im Kontrollversuch. Dieses Ergebnis steht im Gegensatz zur Wirkung von allen bisher bekannten β-Rezeptoren-Blockern (nicht selektiv und selektiv, mit und ohne intrinsischer Eigenaktivität), bei denen es nach akuter Verabreichung zu einem gegenregulatorischen Anstieg des PW und damit zu einer Stabilisierung des Blutdrucks kommt.

Unsere Befunde sprechen gegen die Hypothese, daß die antihypertensive Wirkung der β-Rezeptoren-Blocker durch Adaptationsvorgänge an den Baro-Rezeptoren bei chronischer Verabreichung zustande kommt.

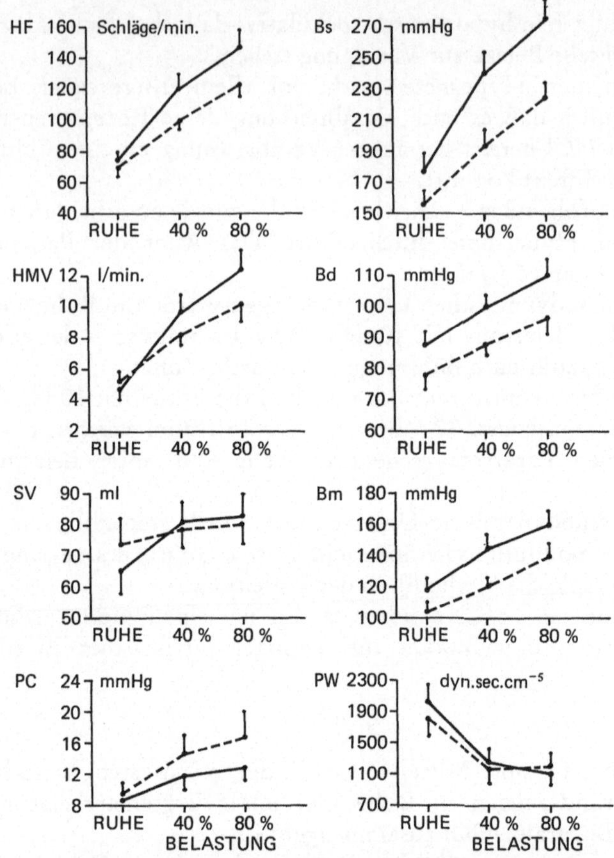

Abb. 42. Mittelwerte ± SE der hämodynamischen Veränderungen in Ruhe und unter körperlicher Belastung (40 und 80 %/o des Sollwertes der effektiven Arbeitskapazität) vor (———) und nach (- - - -) akuter Gabe von Bufuralol-HCl (10 mg i.v.) bei 6 Patienten mit essentieller Hypertonie

Wirkung von aktiven Metaboliten

Daß Metaboliten wirksam sein sollten, wurde einmal deshalb gefordert, weil tatsächlich beim Propranolol aktive Metaboliten entstehen, die ihrerseits β-Rezeptoren-blockierende Eigenschaften haben, und weil andererseits die längere Dauer, die zur Erreichung einer blutdrucksenkenden Wirkung notwendig war, mit einer solchen — langsamen — Entstehung von Metaboliten hätte erklärt werden können [98, 221].

Dagegen spricht jedoch, daß bei vielen β-Rezeptoren-Blockern keine Metaboliten gefunden werden [176, 168], sowie auch, daß die Propranolol-Metaboliten aus dem D-Isomer ebenso gebildet werden wie aus dem Razemat [216, 166] — sich dann räumlich nicht mehr unterscheiden —, dieses D-Isomer aber bekanntlich keine drucksenkenden Eigenschaften hat.

Wirkung über die Blockade von präsynaptischen β-Rezeptoren an der Nervenendplatte

Erst seit relativ kurzer Zeit weiß man, daß die den neurogenen Transmitter sezernierende Nervenendplatte ebenfalls (präsynaptische) α- und β-Rezeptoren besitzt. Ihre Funktion scheint ein synaptischer Rückkoppelungsmechanismus zu sein. Durch die Aktivierung der präsynaptischen α-Rezeptoren wird die Freisetzung von Noradrenalin in den synaptischen Spalt gehemmt, über die präsynaptischen β-Rezeptoren wird sie gefördert [135].

Die antihypertensive Wirkung der β-Rezeptoren-Blocker könnte daher theoretisch darauf beruhen, daß durch die präsynaptische β-Rezeptoren-Blockade die Noradrenalinfreisetzung in den synaptischen Spalt vermindert wird [135]. Detaillierte Belege dafür, daß dieser Mechanismus tatsächlich bei der antihypertensiven Wirkung der β-Rezeptoren-Blocker eine Rolle spielt, stehen jedoch vorläufig noch aus.

Es gibt somit bis heute keine ausreichend befriedigende Erklärung für die blutdrucksenkende Wirkung der β-Rezeptoren-Blocker.

Es gibt aus diesem Grund daher auch keinen Parameter, der darauf schließen ließe, welcher Patient durch β-Rezeptoren-Blocker hinsichtlich seines Blutdruckes günstig beeinflußt werden kann.

Hansson und Mitarbeiter [96] konnten nachweisen, daß keine Korrelation zwischen an der Klinik gemessenen Blutdruckwerten einerseits und verschiedenen Ausgangsparametern besteht. So war die Hoffnung, im Alter, im Gewicht, in der Ausgangs-HF, im Ausgangs-HMV, im PW, in der Reaktion auf β-adrenerge Stimulation, in der Höhe der Noradrenalin-, Adrenalin- und Aldosteronausscheidung im Urin (Reninaktivität) oder in der Kreatininclearance brauchbare Parameter für einen Behandlungsversuch mit β-Rezeptoren-Blockern zu finden, nicht erfüllt worden.

Es gilt daher in jedem einzelnen Fall, empirisch festzustellen, ob der individuelle Patient auf die Behandlung mit β-Rezeptoren-Blockern reagieren wird oder nicht.

Zuletzt ergibt sich die Frage, welchen Stellenwert die β-Rezeptoren-Blocker in der Behandlung der Hypertonie einnehmen:

Dazu wäre zu sagen, daß β-Rezeptoren-Blocker aufgrund ihrer relativ geringen Nebenwirkungen als echte Alternative zu den Diuretika in der Basistherapie der Hypertonie angesehen werden können.

Der Vorteil gegenüber Diuretika besteht darin, daß β-Rezeptoren-Blocker keine relevanten Elektrolytveränderungen hervorrufen, keine klinisch relevante diabetogene Wirkung und keinen Einfluß auf den Purinstoffwechsel haben.

Weiters ist es ein hervorstechender Vorteil, daß β-Rezeptoren-Blocker bei der Behandlung der Hypertonie keine Orthostase-Erscheinungen hervorrufen. Auf den Wirkungsmechanismus von β-Rezeptoren-Blockern bei orthostatischem Lagewechsel wurde in Kapitel 5 und in Kapitel 13 eingegangen.

β-Rezeptoren-Blocker haben darüber hinaus auch eine gute additive Wirkung auf den Blutdruck in Kombination mit Diuretika und anderen antihypertensiven Medikamenten [41].

Cardio-selektive oder nicht selektive β-Rezeptoren-Blockade in der Hypertonie-Behandlung?

Grundsätzlich könnte man sagen, daß die blutdrucksteigernde Komponente bei nicht selektiven β-Rezeptoren-Blockern — die durch die β_2-Blockade in den peripheren Gefäßen vor allem unter körperlicher Belastung zustande kommt, nicht erwünscht ist. Demnach hätten bei Belastungshypertonie die cardio-selektiven β-Rezeptoren-Blocker gewisse Vorteile. Allerdings gilt dieser Vorteil mit der Einschränkung, daß die blutdrucksenkende Wirkung bei cardio-selektiven β-Rezeptoren-Blockern erst mit wesentlich höheren Dosen erreicht wird als mit nicht selektiven β-Rezeptoren-Blockern. Da die „Selektivität" jedoch nur eine relative ist (vergleiche Kap. 9), wird sie unter hoher Dosierung immer mehr aufgehoben [111, 110, 41].

Umgekehrt wirken cardio-selektive β-Rezeptoren-Blocker weniger stark HF-senkend, d. h., die blutdrucksenkende Wirkung über die Reduktion des HMV ist weniger ausgeprägt. Dies spielt vor allem bei Patienten mit erhöhtem HMV (MV-Hypertonie) eine gewisse nachteilige Rolle.

Als weiterer Nachteil erscheint es, daß das orthostatische Gleichgewicht unter cardio-selektiven β-Rezeptoren-Blockern weniger gut gehalten werden kann als unter nicht selektiven β-Rezeptoren-Blockern (vergleiche Kap. 5). Auch bei den Nachteilen einer cardio-selektiven β-Rezeptoren-Blocker-Therapie in der Hypertonie-Behandlung gilt, daß sie mit steigender Dosierung immer weniger relevant sein dürften.

Die Tatsache, daß mit β_1-selektiven β-Rezeptoren-Blockern im Vergleich mit nicht selektiven β-Rezeptoren-Blockern nur bei relativ hohen Dosen eine ausreichende Blutdrucksenkung erzielt werden kann [111, 110], weist im übrigen darauf hin, daß möglicherweise für eine effektive Blutdrucksenkung sogar eine gewisse β_2-Blockade notwendig ist (Aufhebung der Selektivität bei hohen Dosen).

Zusammenfassend kann daher gesagt werden, daß es für die Praxis in bezug auf den blutdrucksenkenden Effekt wenig relevant sein dürfte, ob bei der Hypertonie-Behandlung ein cardio-selektiver oder ein nicht selektiver β-Rezeptoren-Blocker verwendet wird, da bei selektiven β-Rezeptoren-Blockern so hohe Dosen verwendet werden müssen, daß mögliche Vor- und Nachteile nicht mehr ins Gewicht fallen dürften.

15. Andere Indikationen für β-Rezeptoren-Blocker in der Kardiologie

Im folgenden sollen der Vollständigkeit halber kurz diejenigen Indikationen für die Verordnung von β-Rezeptoren-Blockern in der Kardiologie aufgezählt werden, die bisher noch nicht besprochen wurden und die nur eine untergeordnete bzw. zweitrangige Rolle bei der Therapie der verschiedenen Krankheitsbilder spielen.

Auf die Verwendung von β-Rezeptoren-Blockern in der Neurologie (Parkinsonismus) und in der Endokrinologie (Phäochromozytom, Hyperthyreose) sowie auf die Stoffwechselwirkungen der β-Rezeptoren-Blocker soll nicht eingegangen werden, da sie in der klinischen Praxis kaum von Bedeutung sind.

β-Rezeptoren-Blocker zur Behandlung von cardialen Rhythmusstörungen

β-Rezeptoren-Blocker können gelegentlich bei manchen cardialen Rhythmusstörungen eine zusätzliche therapeutische Hilfe zu den herkömmlichen Antiarrhythmika sein [126]. Pharmakologisch ist der antiarrhythmische Effekt der β-Rezeptoren-Blocker entsprechend der Natur ihrer Wirkung darauf zurückzuführen, daß sie den Effekt der endogenen Katecholamine auf die spontane Depolarisation im Sinusknoten, im AV-Knoten und im His-Purkinje-System hemmen [149, 154, 214, 105, 155, 180].

Zusätzlich haben β-Rezeptoren-Blocker, wie erwähnt (vergleiche Kap. 8), in hohen Dosen eine direkte elektrophysiologische Wirkung an der Zellmembran, die unabhängig ist von der Anwesenheit von Katecholaminen (membranstabilisierender Effekt) [154].

Grundsätzlich sind die herkömmlichen Antiarrhythmika den β-Rezeptoren-Blockern überlegen, so daß hier β-Rezeptoren-Blocker als Mittel der zweiten Wahl angesehen werden müssen [51, 86, 112, 185].

Eine Verordnung von β-Rezeptoren-Blockern bei Rhythmusstörungen erscheint daher nur in folgenden Situationen indiziert [127, 52]:

1. Bei Vorhofflimmern und Vorhofflattern, wenn die übliche Therapie, z. B. mit Digitalis und Chinidin, nicht wirksam ist oder wegen Nebenwirkungen nicht durchgeführt werden kann bzw. wenn die anderen Medikamente nicht toleriert werden.

2. Zur Behandlung oder Prophylaxe von supraventrikulären paroxysmalen Tachykardien, wenn andere Medikamente nicht wirksam sind.

3. Bei ventrikulären Arrhythmien, die durch Katecholamine oder durch Digitalis bedingt sind.

β-Rezeptoren-Blocker bei der Behandlung des akuten Myocard-Infarktes

Es wurden in den letzten Jahren mehrere Studien durchgeführt, um festzustellen, ob die Gabe von β-Rezeptoren-Blockern beim akuten Myocard-Infarkt die Mortalität senken könne. Anfänglich berichteten Snow und Mitarbeiter [186, 187] eine signifikante Senkung der Mortalität bei akutem Myocard-Infarkt nach Propranolol-Therapie (alle acht Stunden 20 mg). Diese Studie von Snow war jedoch eine offene. Zudem wurden in der Folge mehrere kontrollierte Untersuchungen zu dieser Frage durchgeführt, die keine signifikante Reduktion der Mortalität bei akutem Myocard-Infarkt durch Propranolol zeigen konnten [9, 53, 195, 158, 185]. Im Gegenteil, bei einigen Studien [9, 158] konnte nachgewiesen werden, daß in der Propranolol-behandelten Gruppe vermehrt Bradykardien, Hypotension und die Zeichen der latenten cardialen Dekompensation auftraten.

Die rationale Begründung für eine Therapie mit β-Rezeptoren-Blockern beim Myocard-Infarkt ist einerseits darin zu sehen, daß β-Rezeptoren-Blocker, wie erwähnt, eine definitive antiarrhythmische Wirkung haben (vergleiche oben). Da es im Laufe eines Herzinfarkts häufig zu Rhythmusstörungen kommt, die möglicherweise durch die erhöhte Katecholaminfreisetzung im akuten Stadium des Infarktes bedingt sind [99, 150, 194], könnten theoretisch β-Rezeptoren-Blocker durch Reduktion der Häufigkeit von Rhythmusstörungen die Mortalität bei akutem Infarkt vermindern. Bisher konnten diese theoretischen Überlegungen jedoch nur im Tierexperiment bestätigt werden [123, 23, 141, 70, 55].

Weiters wäre es theoretisch denkbar, daß β-Rezeptoren-Blocker infolge ihrer HF-Hemmung und der Hemmung des Kontraktilitätsanstieges den Sauerstoffverbrauch des Myocards vermindern und dadurch möglicherweise die Infarktgröße günstig beeinflussen könnten. Auch dazu liegen bisher nur experimentelle Untersuchungen vor [145, 169, 13].

Auf der anderen Seite haben β-Rezeptoren-Blocker aus pharmakologischer Sicht auch eine Reihe von ungünstigen Wirkungen, gerade auch beim akuten Myocard-Infarkt:

Während eines akuten Myocard-Infarkts kommt es bekanntlich zur Reduktion der myocardialen Leistungsfähigkeit. Der erhöhte Sympathikotonus, wie er bei akutem Myocard-Infarkt gefunden werden kann, stellt dabei einen wesentlichen natürlichen Kompensationsmechanismus zur Verhinderung einer cardialen Dekompensation bzw. eines cardiogenen Schocks dar. Der erhöhte Sympathikotonus bei Myocard-Infarkt kann also in gewissen Situationen eine möglicherweise lebenserhaltende Notwendigkeit sein. Durch eine β-Rezeptoren-Blockade wird dieser Kompensationsmechanismus des Organismus ungünstig beeinflußt [71]. Hämodynamische Untersuchungen bei Patienten mit Myocardinfarkt haben gezeigt, daß es nach Gabe von β-Rezeptoren-Blockern zu einer erheblichen Abnahme von HF und SV und damit des HMV kommt [12, 102]. Ein weiterer Nachteil einer β-Rezeptoren-Blocker-Therapie bei Myocard-Infarkt könnte in der membranstabilisierenden Wirkung dieser Substanzen gesehen werden, die in kritischen Situationen möglicherweise ausschlaggebend sein kann für eine schwere cardiale Dekompensation.

Es wurde daher vorgeschlagen, daß β-Rezeptoren-Blocker, wenn überhaupt, nur bei unkompliziertem Myocard-Infarkt mit den Zeichen einer cardialen Hyperdynamik (überschießender Sympathikotonus) gegeben werden sollten [22].

Dabei muß jedoch bedacht werden, daß β-Rezeptoren-Blocker von einem klinisch pharmakologischen Standpunkt aus schlecht steuerbare Medikamente sind, auch wenn — zumindest für nicht selektive Blokker — ein spezifisches Antidot vorliegt. Die Halbwertszeit der Wirkung beträgt mindestens sechs Stunden [29, 114], d. h., wenn β-Rezeptoren-Blocker im akuten Stadium eines Myocard-Infarkts gegeben werden, muß damit gerechnet werden, daß dies eine unliebsame Verkomplizierung des therapeutischen Vorgehens zur Folge haben könnte, wenn im weiteren Krankheitsverlauf, wie dies häufig der Fall ist, Komplikationen auftreten.

Demnach sind die Vorteile einer β-Rezeptoren-Blockade bei Patienten im akuten Stadium des Myocard-Infarkts gegenüber den Nachteilen genau abzuwägen. Eine entsprechende Übersicht wurde in Tab. 8 zusammengestellt.

Tabelle 8. *Vor- und Nachteile einer Therapie mit β-Rezeptoren-Blockern bei akutem Myocard-Infarkt*

Eigenschaft	Vorteil	Nachteil
β-Rezeptoren-Blockade	Abnahme des myocardialen O_2-Verbrauches (Infarktgröße ↓) durch:	Blockade des kompensatorisch erhöhten Sympathikotonus dadurch:
	Herzfrequenz ↓	Herzminutenvolumen ↓
	Kontraktilität ↓	latente cardiale Dekompensation
Membranstabilisierung	Antiarrhythmisch	Myocardiale Depression
Pharmakodynamik	spez. Antidot (Isoproterenol)	lange Halbwertszeit (schlechte Steuerbarkeit)

Zusammenfassend kann gesagt werden, daß bis heute noch nicht geklärt ist, ob die Verwendung von β-Rezeptoren-Blockern beim akuten Myocard-Infarkt tatsächlich Vorteile oder aber sogar Nachteile für den Patienten mit sich bringt.

Zur Zeit erscheint es daher angebracht, die Gabe von β-Rezeptoren-Blockern beim akuten Myocard-Infarkt eher zu vermeiden, es sei denn, alle anderen Antiarrhythmika, die gewöhnlich beim Myocard-Infarkt Verwendung finden, sind wirkungslos.

Die Wahl des β-Rezeptoren-Blockers sollte dann auf eine Substanz mit möglichst geringem „negativ-inotropen" Effekt fallen.

Die chronische Verabreichung von β-Rezeptoren-Blockern nach abgelaufenem Myocard-Infarkt (Sekundärprävention)

Im vorhergehenden Kapitel wurde darauf hingewiesen, daß die Gabe von β-Rezeptoren-Blockern im akuten Stadium des Myocard-

Infarkts eher vermieden werden sollte, da damit erhebliche Risiken verbunden sind.

In den letzten Jahren wird nun von verschiedenen Autoren eine günstige Wirkung von β-Rezeptoren-Blockern in der Langzeitprophylaxe nach akutem Myocard-Infarkt empfohlen. Aus verschiedenen Langzeitstudien mit Postinfarktpatienten geht hervor, daß es möglich ist, die Häufigkeit des Sekundenherztodes durch eine Behandlung mit β-Rezeptoren-Blockern zu verringern [4, 225, 215, 93].

Diese Studien haben im wesentlichen gezeigt, daß die Mortalität von Patienten, die unter β-Rezeptoren-Blocker-Therapie gestanden sind, geringer war als in der Kontrollgruppe, während die Infarktrezidivhäufigkeit mit β-Rezeptoren-Blockern im Vergleich zu einer Placebo-Gruppe nicht reduziert werden konnte. Die Analyse der Studien hat ergeben, daß die Ursache für die geringere Mortalität bei Postinfarktpatienten, die unter β-Rezeptoren-Blocker-Therapie stehen, wahrscheinlich durch die antiarrhythmische Wirkung der β-Rezeptoren-Blocker bedingt ist.

Daraus ergibt sich, daß die günstige Wirkung einer chronischen β-Rezeptoren-Blocker-Therapie Ausdruck für die bekannte Tatsache ist, daß eine prophylaktische bzw. rechtzeitige — d. h. möglichst frühe — antiarrhythmische Therapie bei Patienten mit coronarer Herzkrankheit lebensrettend sein kann. Die günstige Wirkung einer Therapie mit β-Rezeptoren-Blockern bei Postinfarktpatienten dürfte somit kein Spezifikum der β-Rezeptoren-Blockade darstellen, sie kann wahrscheinlich mit jedem Antiarrhythmikum erreicht werden. Es ist ja bekannt, daß gehäufte Rhythmusstörungen, die während der chronischen Phase eines Myocard-Infarkts auftreten, eine ungünstige Prognose im Hinblick auf einen plötzlichen Herztod haben [213].

Zusammenfassend kann somit gesagt werden, daß die bisherigen Befunde keinen völlig sicheren Beweis erbracht haben, daß eine chronische β-Rezeptoren-Therapie bei jedem Postinfarktpatienten grundsätzlich empfohlen werden muß. Wir würden trotzdem glauben, daß die vorliegenden Ergebnisse dafür sprechen, daß es auf alle Fälle sinnvoll ist, eine gewisse Kategorie von Postinfarktpatienten, nämlich jene mit höherem Risiko (z. B. vermehrte Rhythmusstörungen) mit β-Rezeptoren-Blockern zu behandeln.

Man wird sie vor allem dann wählen, wenn keine Kontraindikation für diese Substanzen besteht, vor allem, wenn durch diese Therapie auch weitere Risikofaktoren, die bei der coronaren Herzkrankheit wirksam sind, wirksam beeinflußt werden können (Blutdrucksenkung, Reduzierung der Häufigkeit von Angina-pectoris-Anfällen).

β-Rezeptoren-Blocker bei der hypertrophischen Subaortenstenose

Eine große Anzahl von Autoren [49, 184, 90, 2, 190, 107, 54] konnte zeigen, daß eine β-Rezeptoren-Blockade einen beachtlichen symptomatischen Effekt bei Patienten mit hypertropher Subaortenstenose hat. Es können die Angina-pectoris-Beschwerden gebessert [49], die Arbeitstoleranz gesteigert [54], Synkopen reduziert [90] und subjektive Herzbeschwerden wie z. B. Palpitationen [2] vermindert werden.

Der hämodynamische Wirkungsmechanismus von β-Rezeptoren-Blockern bei Patienten mit hypertropher Subaortenstenose dürfte auf der Hemmung der Kontraktilitäts- und HF-Steigerung beruhen sowie auf der Erhöhung des venösen Angebotes. Alle drei Mechanismen ermöglichen eine bessere diastolische Füllung des linken Ventrikels bzw. eine Vergrößerung des enddiastolischen Volumens. Dadurch wird die Obstruktion der Ausflußbahn des linken Ventrikels und damit der Ausflußgradient zwischen linkem Ventrikel und Aorta vermindert [138, 75].

Im wesentlichen kann gesagt werden, daß Patienten, die an einer hypertrophen Subaortenstenose leiden, primär mit einem β-Rezeptoren-Blocker behandelt werden sollten. Bei einem Großteil der Patienten kann dadurch eine symptomatische und hämodynamische Besserung erzielt werden. Erst wenn diese Therapie nicht zum Erfolg führt und sich das klinische Zustandsbild bedrohlich verschlechtert, kann eine cardio-chirurgische Maßnahme in Erwägung gezogen werden.

Literatur

[1] Ablad, B., Borg, K. O., Carlsson, E., Ek, L., Johnsson, G., Malmfors, T., Regardh, C. G.: A survey of the pharmacological properties of metoprolol in animals and man. Acta Pharmacol. et Toxicol. *36*, Suppl. V, 7 (1975).

[2] Adelman, A. G., Shah, P. M., Gramiak, R., Wigle, E. D.: Long-term propranolol therapy in muscular subaortic stenosis. Brit. Heart J. *32*, 804 (1970).

[3] Aellig, W. H.: Isoprenaline antagonism and duration of action in exercise induced tachycardia of three β-adrenoceptor blocking drugs; pindolol, LF 17-895 and propranolol. Brit. J. Pharmacol. *47*, 621 (1973).

[4] Ahlmark, G., Saetre, H., Korsgren, M.: Reduction of sudden deaths after myocardial infarction. Lancet *II*, 1563 (1974).

[5] Ahlquist, R. P.: A study of the adrenotropic receptors. Amer. J. Physiol. *153*, 586 (1948).

[6] Ariëns, E. J., Simonis, A. M.: Receptors and receptor mechanisms. In: Beta-adrenoceptor Blocking Agents (Saena, P. R., Forsyth, R. P., Hrsg.), S. 3. Amsterdam: North-Holland Publishing Company. 1976.

[7] Assaykeen, T. A., Clayton, P. L., Goldfien, A., Ganong, W. F.: Effect of alpha- and beta-adrenergic blocking agents on the renin response to hypoglycemia and epinephrine in dogs. Endocrinology *87*, 1318 (1970).

[8] Aubert, A., Nyberg, G., Slaastad, R., Tjeldflaat, L.: Prophylactic treatment of angina pectoris. A double-blind cross-over comparison of alprenolol and pentanitrol. Brit. med. J. *1*, 203 (1970).

[9] Balcon, R., Jewitt, D. E., Davies, J. P. H., Oram, S.: A controlled trial of propranolol in acute myocardial infarction. Lancet *2*, 917 (1966).

[10] Barrett, A. M., Crowther, A. F., Dunlop, D., Shanks, R. G., Smith, L. H.: Cardio-selektive β-Blockade. Naunyn-Schmiedeberg's Arch. Pharmac. exp. Path. *259*, 152 (1968).

[11] Battock, D. J., Alvarez, H., Chidsey, C. A.: Effects of propranolol and isosorbide dinitrate on exercise performance and adrenergic activity in patients with angina pectoris. Circulation *39*, 157 (1969).

[12] Bay, G., Lund-Larsen, P., Lorentsen, E., Sivertssen, E.: Haemodynamic effects of propranolol (Inderal) in acute myocardial infarction. Brit. med. J. *1*, 141 (1967).

[13] Becker, L. C., Fortuin, J., Pitt, B.: Effect of ischemia and antianginal drugs on the distribution of radioactive microspheres in the canine left ventricle. Circulat. Res. *28*, 263 (1971).

[14] Bercewski, B.: Vergleichende Untersuchungen von β-Rezeptoren-Blockern in quantitativen Pharmaka-EEG. Dissertation, 1979 (in Druck).

[15] Bernecker, C., Roetscher, I.: The beta-blocking effect of practolol in asthmatics. Lancet *II*, 662 (1970).

[16] Beumer, H. M., Hardonk, H. J.: Effects of beta-adrenergic blocking drugs on ventilatory function in asthmatics. Europ. J. Clin. Pharmacol. *5*, 77 (1972).

[17] Beumer, H. M., Teirlinck, C., Wiseman, R. A.: Comparative investigation of the respiratory and cardiovascular effect of mepindolol, propranolol and pindolol in asthmatic patients. Int. J. Clin. Pharmacol. *16*, 249 (1978).

[18] Birkenhäger, W. H., Krauss, X. H., Schalekamp, M. A. D. H., Kolsters, G., Kroon, B. J. M.: Antihypertensive effects of propranolol: observations on predictability. Folia Med. Neerl. *14*, 67 (1971).

[19] Björntorp, P.: The treatment of angina pectoris with a new beta-receptor blocking agent (H 56/28). Acta med. scand. *182*, 285 (1967).

[20] Björntorp, P.: Treatment of angina pectoris with beta-receptor blockade, mode of action. Acta med. scand. *184*, 259 (1968).

[21] Black, J. W., Crowther, A. F., Shanks, R. G., Smith, L. H., Dornhorst, A. C.: A new adrenergic beta-receptor antagonist. Lancet *1*, 1080 (1964).

[22] Bleifeld, W., Hanrath, P.: Die hämodynamische Basis der Therapie des akuten Myocardinfarktes. Dtsch. med. Wschr. *100*, 1345 (1975).

[23] Bocage, A. J., Otero, H., Harris, A. S.: Preventive effect of beta adrenergic blockade with practolol on early ventricular arrhythmias after coronary occlusion. Circulation *44*, Suppl. 2, 142 (1971).

[24] Bollinger, A.: Therapie des hyperkinetischen Herzsyndroms. Aktuelle Therapie *31*, 1399 (1967).

[25] Böhm, C.: Hypotonie und orthostatisches Syndrom. Internist *14*, 511 (1973).

[26] Bonelli, J.: Hemodynamic characterization of a new beta-receptor-blocker: mepindolol at rest, during ergometer exercise and in the isoproterenol study in comparison with practolol and pindolol. Int. J. Clin. Pharmacol. *15*, 325 (1977).

[27] Bonelli, J.: Comparative haemodynamic studies with mepindolol-sulphate (SHE 222) and propranolol (Inderal ®, Dociton ®) in the isoproterenol test. J. Int. Med. Res. *6*, 317 (1978).

[28] Bonelli, J.: Demonstration of two different types of β_1-receptor in man. Int. J. Clin. Pharmacol. *16*, 313 (1978).

[29] Bonelli, J., Hitzenberger, G., Krause, W., Wendt, H., Speck, U., Groth, D.: Pharmacokinetics and pharmacodynamics of mepindolol-sulphate. Int. J. Clin. Pharmacol. (im Druck).

[30] Bonelli, J., Hörtnagl, H., Brücke, Th., Magometschnigg, D., Lochs, H., Kaik, G.: Effect of calculation stress on hemodynamics and plasma catecholamines before and after β-blockade with propranolol (Inderal®) and mepindolol-sulphate (SHE 222). Europ. J. Clin. Pharmacol. *15*, 1 (1979).

[31] Bonelli, J., Magometschnigg, D., Korn, A., Hitzenberger, G.: Hämodynamik nach 14tägiger Propranololbehandlung. In: Beta-Blocker in der Hypertonie-Behandlung (Hitzenberger, G., Hrsg.), S. 87. München-Wien-Baltimore: Urban & Schwarzenberg. 1976.

[32] Bonelli, J., Magometschnigg, D., Hitzenberger, G., Kaik, G.: Hämodynamische Charakterisierung eines neuen β-Rezeptoren-Blockers: Celiprolol (ST 1396) in Ruhe und unter Ergometerbelastung, verglichen mit Propranolol (Inderal ®). Wien. klin. Wschr. *90*, 350 (1978).

[33] Bonelli, J., Waldhäusl, W., Magometschnigg, D., Schwarzmeier, J., Korn, A., Hitzenberger, G.: Effect of exercise and of prolonged oral administration of propranolol on haemodynamic variables, plasma renin concentration, plasma aldosterone and c-AMP. Europ. J. Clin. Invest. *7*, 337 (1977).

[34] Bonn, J. A., Turner, P., Hicks, D. C.: Beta-adrenergic-receptor blockade with practolol in treatment of anxiety. Lancet *I*, 814 (1972).

[35] Bourne, H. R., Thomson, P. D., Melmon, K. L.: Diagnosis and treatment of beta-adrenergic receptor hyperresponsiveness. Arch. Intern. Med. *125*, 1063 (1970).

[36] Braunwald, E., Sonnenblick, E. H., Ross jr., J., Glick, G., Epstein, St. E.: An analysis of the cardiac response to exercise. Circ. Res. *20*, *21*, Suppl. 1, 44 (1967).

[37] Bravo, E. L., Tarazi, R. C., Dustan, H. P.: β-adrenergic blockade in diuretic-treated patients with essential hypertension. New Engl. J. Med. *292*, 66 (1975).

[38] Brick, I., Hutchison, K. J., McDevitt, D. G., Roddie, I. C., Shanks, R. G.: Comparison of the effects of I.C.I. 50172 and propranolol on the cardio-vascular responses to adrenaline, isoprenaline and exercise. Brit. J. Pharmacol. *34*, 127 (1968).

[39] Brogden, R. N., Heel, R. C., Speight, T. M., Avery, G. S.: Metoprolol: A review of its pharmacological properties and therapeutic efficacy in hypertension and angina pectoris. Drugs *14*, 321 (1977).

[40] Brooks, H., Banas, jr., J. S., Dalen, J. E., Dexter, L.: Cardiovascular and contractile responses to nondepressant beta-adrenergic blockade. Amer. J. Physiol. *221*, 138 (1971).

[41] Bühler, F. R., Bertel, O., Lütold, B. E., Ferel, G.: Vereinfachte anti-hypertensive Drei-Komponententherapie mit Beta-Blocker-Basis, Diuretikum- und Vasodilatatorzusatz. In: Beta-Blockade 1977 (Mäurer, W., Schömig, A., Dietz, R., Lichtlen, P. R., Hrsg.), S. 129. Stuttgart: G. Thieme. 1978.

[42] Bühler, F. R., Laragh, J. H., Baer, L., Vaughan, E. D., Brunner, H. R.: Propranolol inhibition of renin secretion. New Engl. J. Med. *287*, 1208 (1972).

[43] Bühlmann, A.: Klinische Funktionsprüfung des Herzens. Schweiz. Med. Wschr. *95*, 1327 (1965).

[44] Carlens, P., Homgren, A.: Left ventricular function curves at rest and during exercise in effort angina. In: Ventricular Function at Rest and During Exercise (Roskamm, H., Hahn, Ch., Hrsg.), S. 35. Berlin-Heidelberg-New York: Springer. 1976.

[45] Carlsson, E.: Differentiated blockade of the chronotropic effects of various adrenergic stimuli in the cat heart. Acta Pharmacol. et Toxicol. *31*, Suppl. I, 63 (1972).

[46] Carlsson, E., Ablad, B., Brändström, A., Carlsson, B.: Differentiated blockade of the chronotropic effects of various adrenergic stimuli in the cat heart. Life Sci. *11*, Part 1, 953 (1972).

[47] Castenfors, J., Johnsson, H., Orö, L.: Effect of alprenolol on blood pressure and plasma renin activity in hypertensive patients. Acta med. Scand. *193*, 189 (1973).

[48] Chamberlain, D. A.: The haemodynamic effects of beta-adrenergic blockade in man. (Symp. on Propranolol.) Cardiologia, Suppl. II, *49*, 27 (1966).

[49] Cherian, G., Brockington, I. F., Shah, P. M., Oakley, C. M., Goodwin, J. F.: Beta-adrenergic blockade in hypertrophic obstructive cardiomyopathy. Brit. med. J. *1*, 895 (1966).

[50] Choquet, Y., Capone, R. J., Mason, D. T., Amsterdam, E. A., Zelis, R.: Comparison of the beta-adrenergic blocking properties and negative inotropic effects of oxprenolol and propranolol in patients. Amer. J. Cardiol. *29*, 257 (1972).

[51] Chung, E. K.: Principles of cardiac arrhythmias. Baltimore: Williams & Wilkins. 1971.

[52] Chung, E. K.: Betablocker in der Behandlung von Rhythmusstörungen. In: Die Betablocker — Gegenwart und Zukunft (Schweizer, W., Hrsg.), S. 224. Bern-Stuttgart-Wien: Hans Huber. 1974.

[53] Clausen, J., Felsby, M., Jorgensen, F. S., Nielsen, B. L., Roin, J., Strange, B.: Absence of prophylactic effect of propranolol in myocardial infarction. Lancet 2, 920 (1966).

[54] Cohn, K. E., Flamm, M. D., Hancock, E. W.: Amyl nitrite inhalation as a screening test for hypertrophic subaortic stenosis. Amer. J. Cardiol. 21, 681 (1968).

[55] Corr, P. B., Gillis, R. A.: Effect of autonomic neural influences on the cardiovascular changes induced by coronary occlusion. Amer. Heart. J. 89, 766 (1975).

[56] Crawford, M. H., LeWinter, M. M., O'Rourke, R. A., Karlinger, J. S., Ross, J.: Combined Propranolol and Digoxin therapy in angina pectoris. Ann. Internal. Med. 83, 449 (1975).

[57] Day, M. D., Roach, A. O.: Central α- and β-adrenoceptors modifying arterial blood pressure and heart rate in conscious cats. Brit. J. Pharmacol. 51, 325 (1974).

[58] Diamond, M. A., Murray, R. H., Schmid, P. G.: Idiopathic postural hypotension: Physiologic observations and report of a new mode of therapy. J. Clin. Invest. 49, 1341 (1970).

[59] Dodge, H. T., Lord, J. D., Sandler, H.: Cardiovascular effects of isoproterenol in normal subjects and subjects with congestive heart failure. Am. Heart J. 60, 94 (1960).

[60] Dollery, C. T., Lewis, P. J., Myers, M. G., Reid, J. L.: Central hypotensive effect of propranolol in the rabbit. Brit. J. Pharmacol. 48, 343 (1973).

[61] Dollery, C. T., Paterson, J. W., Conolly, M. E.: Clinical pharmacology of beta-receptor blocking drugs. Clin. Pharmacol. Ther. 10, 765 (1969).

[62] Dreyer, A. C., Offermeier, J.: Indications for the existence of two types of cardiac β-adrenergic receptors. Pharmacol. Res. Communic. 7, 151 (1975).

[63] Dunlop, D., Shanks, R. G.: Selective blockade of adrenoceptive beta-receptors in the heart. Brit. J. Pharmacol. 32, 201 (1968).

[64] Dwyer, E. M., Wiener, L., Cox, J. W.: Effects of beta-adrenergic blockade (Propranolol) on left ventricular hemodynamics and the electrocardiogram during exercise-induced angina pectoris. Circulation 38, 250 (1968).

[65] Epstein, St. E., Robinson, B. F., Kahler, R. L., Braunwald, E.: Effects of beta-adrenergic blockade on the cardiac response to maximal and submaximal exercise in man. J. Clin. Invest. 44, 1745 (1965).

[66] Epstein, St. E., Stampfer, M., Beiser, G. D.: Role of the capacitance and resistance vessels in vasovagal syncope. Circulation 37, 524 (1968).

[67] Esler, M. D.: Effect of practolol on blood pressure and renin release in man. Clin. Pharmacol. Ther. 15, 484 (1974).

[68] Euler, U. S., Lishajko, F.: Improved technique for the fluorimetric estimation of catecholamines. Acta Physiol. Scand. 51, 348 (1961).

[69] Farmer, R. W., Brown, D. H., Howard, P. Y., Fabre, jr., F. L.: A radioimmunoassay for plasma aldosterone without chromatography. J. Clin. Endocrinol. Metab. 36, 460 (1973).

[70] Fearon, R. E.: Propranolol in the prevention of ventricular fibrillation due to experimental coronary artery occlusion. Amer. J. Cardiol. 20, 222 (1967).

[71] Fitzgerald, J. D.: Perspectives in adrenergic beta-receptor blockade. Clin. Pharmacol. Ther. *10*, 292 (1969).

[72] Fitzgerald, J. D.: The mode of action of β-adrenoceptor antagonists in essential hypertension. In: Pathophysiology and Management of Arterial Hypertension (Berglund, G., Hansson, L., Werkö, L., Hrsg.), S. 211. Mölndal: A. Lindgren & Söner. 1975.

[73] Fitzgerald, J. D., Grant, R. H. E.: The treatment of angina pectoris by propranolol (Inderal). Cardiologia *49*, Suppl. II, 11 (1966).

[74] Fitzgerald, J. D., Scales, B.: Effect of a new adrenergic beta blocking agent (ICI 50, 172) on heart rate in relation to its blood levels. Int. J. Clin. Pharmacol. *1*, 467 (1968).

[75] Flamm, M. D., Major Harrison, D. C., Hancock, E. W.: Muscular subaortic stenosis: prevention of outflow obstruction with propranolol. Circulation *38*, 846 (1968).

[76] Frankenhäuser, M., Dunne, E., Lundberg, U.: Sex differences in sympathetic-adrenal medullary reactions induced by different stressors. Psychopharmacology *47*, 1 (1976).

[77] Frick, M. H., Balcon, R., Cross, D., Sowton, E.: Hemodynamic effects of nitroglycerin in patients with angina pectoris studied by an atrial pacing method. Circulation *37*, 160 (1968).

[78] Frohlich, E. D., Tarazi, R. C., Dustan, H. P.: Hyperdynamic β-adrenergic circulatory state: Increased β-receptor responsiveness. Arch. Intern. Med. *123*, 1 (1969).

[79] Frohlich, E. D., Tarazi, R. C., Dustan, H. P., Page, I. H.: The paradox of beta-adrenergic blockade in hypertension. Circulation *37*, 417 (1968).

[80] Ganong, W. F.: Effects of sympathetic activity and ACTH on renin and aldosterone secretion. In: Hypertension 72 (Genest, J., Koiw, E., Hrsg.), S. 4. Berlin-Heidelberg-New York: Springer. 1972.

[81] Ganz, W., Donoso, R., Marcus, H., Forrester, J., Swan, H.: A new technique for measurement of cardiac output by thermodilution in man. Amer. J. Cardiol. *27*, 392 (1971).

[82] Gauer, O. H.: Kreislauf des Blutes. In: Herz und Kreislauf (Trautwein, W., Gauer, O. H., Koepchen, H. P., Hrsg.), S. 81. München-Berlin-Wien: Urban & Schwarzenberg. 1972.

[83] Gianelly, R. E., Goldman, R. H., Treister, B., Harrison, D. C.: Propranolol in patients with angina pectoris. Ann. Intern. Med. *67*, 1216 (1967).

[84] Gianelly, R. E., Henry, W. L., Cutler, S. L., Harrison, D. C.: The effect of propranolol on the circulatory adaptation to volume and pressure leads. Cardiovasc. Res. *2*, 130 (1968).

[85] Gibson, D., Sowton, E.: Effects of I.C.I. 50172 in man during erect exercise. Brit. med. J. *1*, 213 (1968).

[86] Gibson, D., Sowton, E.: The use of beta-adrenergic receptor blocking drugs in dysrhythmias. Progr. Cardiovasc. Dis. *12*, 16 (1969).

[87] Gillam, P. M. S., Prichard, B. N. C.: Propranolol in the therapy of angina pectoris. Amer. J. Cardiol. *18*, 366 (1966).

[88] Ginn jr., W. M., Orgain, E. S.: Propranolol hydrochloride in the treatment of angina pectoris. J. Amer. med. Ass. *198*, 1214 (1966).

[89] Goldbarg, A. N., Moran, J. F., Butterfield, T. K., Nemickas, R., Bermudez, G. A.: Therapy of angina pectoris with propranolol and long-acting nitrates. Circulation *40*, 847 (1969).

[90] Goodwin, J. F.: The role of beta-adrenergic stimulation in obstructive cardiomyopathy and its modification by blocking drugs and surgery. In:

Cardiovascular Beta-Adrenergic Responses (UCLA Forum on Medical Science, No. 13) (Kattus, A. A., Ross, G., Hall, V. E., Hrsg.), S. 161. Los Angeles, Calif.: University of California Press. 1970.

[91] Gorlin, R.: The hyperkinetic heart syndrome. J. Amer. med. Ass. *182*, 85 (1962).

[92] Gorten, R., Gunnells, J. C., Weissler, A. M., Stead, jr., E. A.: Effects of atropine and isoproterenol on cardiac output, central venous pressure, and mean transit time of indicator placed at three different sites in the venous system. Circulation Res. *9*, 979 (1961).

[93] Green, K. G., et al.: Improvement in prognosis of myocardial infarction by long-term beta-adrenoreceptor blockade using practolol. A multicentre international study. Brit. med. J. *3*, 735 (1975).

[94] Guazzi, M., Polese, A., Magrini, F., Fiorentini, C., Olivari, M. T.: Long-term treatment of the hyperkinetic heart syndrome with propranolol. Am. J. Med. Sci. *270*, 465 (1975).

[95] Hagemann, K., Niehues, B., Manoli, S. H., Arnold, G., Lochner, W.: Über die Wirkung von Isoproterenol am Systemkreislauf des Hundes mit kardiopulmonalem Bypass. Z. Kardiol. *63*, 542 (1974).

[96] Hansson, L.: Beta-adrenergic blockade in essential hypertension. Acta med. Scand. Suppl. *550*, 1 (1973).

[97] Hansson, L., Malmcrona, R., Olander, R., Rosenhall, L., Westerlund, A., Aberg, H., Hood, B.: Propranolol in hypertension. Report on 158 patients treated up to one year. Klin. Wschr. *50*, 364 (1972).

[98] Hansson, L., Olander, R., Aberg, H.: Twice-daily propranolol treatment for hypertension. Lancet 2, 713 (1971).

[99] Harris, A. S.: Delayed development of ventricular ectopic rhythms following experimental coronary occlusion. Circulation *1*, 1318 (1950).

[100] Harrison, D. C., Glick, G., Goldblatt, A., Braunwald, E.: Studies on cardiac dimensions in intact, unanesthetized man. Circulation *29*, 186 (1964).

[101] Hebb, A. R., Godwin, T. F., Gunton, R. W.: A new beta adrenergic blocking agent, Propranolol in treatment of angina pectoris. Canad. med. Assoc. J. *98*, 246 (1968).

[102] Heller, A., Grosser, K. D.: Hämodynamische Untersuchungen bei Kranken mit akutem Herzinfarkt nach Applikation von Practolol. Med. Welt *1*, 1006 (1973).

[103] Hildebrand, D.: In: Über das Herz. Zur menschlichen und gottmenschlichen Affektivität (Hildebrand, D., Hrsg.). Regensburg: Josef Habbel. 1967.

[104] Hörtnagl, H., Benedict, C. R., Grahame-Smith, D. G.: A sensitive radio-enzymatic assay for adrenaline and noradrenaline in plasma. Brit. J. Clin. Pharmacol. *4*, 553 (1977).

[105] Hoffman, B. F., Singer, D. H.: Appraisal of the effects of catecholamines on cardiac electrical activity. Ann. N.Y. Acad. Sci. *139*, 914 (1967).

[106] Holmes, D., Schutz, W.: Further indications for visken. Indian Heart J. *24*, Suppl. 1, 244 (1972).

[107] Hubner, P. J. B., Ziady, G. M., Lane, G. K., Hardarson, T., Scales, B., Oakley, C. M., Goodwin, J. F.: Double-blind trial of propranolol and practolol in hypertrophic cardiomyopathy. Brit. Heart J. *35*, 1116 (1973).

[108] Ibrahim, M. M., Tarazi, R. C., Dustan, H. P., Bravo, E. L.: Idiopathic orthostatic hypotension: Circulatory dynamics in chronic autonomic insufficiency. Am. J. Cardiol. *34*, 288 (1974).

[109] Ibrahim, M. M., Tarazi, R. C., Dustan, H. P.: Orthostatic hypotension: Mechanisms and management. Amer. Heart J. *90*, 513 (1975).

[110] Imhof, P. R.: Zur humanpharmakologischen Profilierung von Betablockern im Hinblick auf die Hypertoniebehandlung. In: Die Beta-Blocker — Gegenwart und Zukunft (Schweizer, W., Hrsg.), S. 39. Bern-Stuttgart-Wien: Hans Huber. 1974.

[111] Imhof, P.: The significance of β_1- and β_2-selectivity and intrinsic sympathomimetic activity in β-blockers, with particular reference to antihypertensive treatment. In: Beta-Blocker in der Hypertonie-Behandlung (Hitzenberger, G., Hrsg.), S. 26. München-Wien-Baltimore: Urban & Schwarzenberg. 1976.

[112] Irons, G. V., Ginn, W. N., Orgain, E. S.: Use of a beta adrenergic receptor blocking agent (propranolol) in the treatment of cardiac arrhythmias. Amer. J. Med. *43*, 161 (1967).

[113] James, I. M., Pearson, R. M., Griffith, D. N. W., Newbury, P.: Effect of oxprenolol on stage-fright in musicians. Lancet *II*, 952 (1977).

[114] Johnsson, G.: Selectivity studies with adrenergic β-receptor blockers in man. In: Pathophysiology and Management of Arterial Hypertension (Berglund, G., Hansson, L., Werkö, L., Hrsg.), S. 183. Mölndal: A. Lingren & Söner, AB. 1975.

[115] Johnsson, G.: Influence of metoprolol and propranolol on hemodynamic effects induced by adrenaline and physical work. Acta Pharmacol. Toxicol. (Kbh.) *36*, Suppl. 5, 59 (1975).

[116] Johnsson, G., de Guzman, M., Bergman, H., Sannerstedt, R.: The haemodynamic effects of alprenolol and propranolol at rest and during exercise in hypertensive patients. Pharmacol. Clin. *2*, 34 (1969).

[117] Jorgensen, Ch. R., Wang, K., Wang, Y., Cobel, F. L., Nelson, R. R., Taylors, H.: Effect of propranolol on myocardial oxygen consumption and its hemodynamic correlates during upright exercise. Circulation *48*, 1173 (1973).

[118] Julius, S., Esler, M., Hansson, L., Zweifler, A. J.: Dissociation of the renin lowering and antihypertensive actions of propranolol. In: Beta-Blocker in der Hypertonie-Behandlung (Hitzenberger, G., Hrsg.), S. 33. München-Wien-Baltimore: Urban & Schwarzenberg. 1976.

[119] Kärki, N. T.: The urinary excretion of noradrenaline and adrenaline in different age groups, its diurnal variation and the effect of muscular work on it. Acta Physiol. Scand. *39*, Suppl. 132, 1 (1956).

[120] Kaik, G.: Lungenfunktionsuntersuchungen mit dem neuen β-Adrenolytikum Bunitrolol bei Patienten mit chronisch obstruktiver Atemwegserkrankung. Therapiewoche *26*, 530 (1976).

[121] Kaik, G., Bonelli, J., Hitzenberger, G., Magometschnigg, D.: Beta-Rezeptorenblocker und obstruktive Atemwegserkrankung. Tagungsbericht d. Arbeitsgem. f. klin. Atemphysiologie Graz, S. 178, 1977.

[122] Kaufman, J., Iglauer, A., Herwitz, G. K.: Effect of isuprel (isopropyle-epinephrine) on circulation of normal man. Am. J. Med. *11*, 442 (1951).

[123] Kaumann, A. J., Aramendia, P.: Prevention of ventricular fibrillation induced by coronary ligation. J. Pharmacol. exp. Ther. *164*, 326 (1968).

[124] Keelan, P.: Double-blind trial of propranolol (Inderal) in angina pectoris. Brit. med. J. *1*, 897 (1965).

[125] Kelliher, G. J., Buckley, J. P.: Central hypotensive activity of dl- and d-propranolol. J. Pharm. Sci. *59*, 1276 (1970).

[126] Kerber, R. E., Goldman, R. H., Gianelly, R. E., Harrison, D. C.: Treatment of atrial arrhythmias with alprenolol. J. Amer. med. Ass. *214*, 1849 (1970).

[127] Kerber, R. E., Harrison, D. C.: Beta-adrenergic blocking drugs in the treatment and prophylaxis of cardiac arrhythmias. In: Circulatory Effects and Clinical Uses of Beta-Adrenergic Blocking Drugs (Harrison, D. C., Hrsg.), S. 49. Amsterdam: Excerpta Medica. 1971.

[128] Keul, J., Huber, G., Kindermann, W., Burmeister, P., Petersen, K. G.: Die Wirkung eines neuartigen β-Rezeptorenblockers (Bunitrolol) auf Kreislauf und Stoffwechsel unter extremen Streßbedingungen. Med. Welt *1*, 437 (1976).

[129] Koepchen, H. P.: Vorgänge bei der Leistungsanpassung. In: Herz und Kreislauf, Band 3 (Trautwein, W., Gauer, O. H., Koepchen, H. P., Hrsg.), S. 328. München-Berlin-Wien: Urban & Schwarzenberg. 1972.

[130] Konzett, H., Strieder, N., Ziegler, E.: Die Wirkung eines β-Rezeptorenblockers auf emotionell bedingte Kreislaufreaktionen, insbesondere auf die Durchblutung des Unterarms. Wien. klin. Wschr. *80*, 953 (1968).

[131] Krasnow, N., Rolett, E. L., Yurchak, P. M., Hood, jr., W. B., Gorlin, R.: Isoproterenol and cardiovascular performance. Am. J. Med. *37*, 514 (1964).

[132] Kukovetz, W. R., Pöch, G.: Pharmakologie der β-Blocker. In: Beta-Blocker in der Hypertonie-Behandlung (Hitzenberger, G., Hrsg.), S. 1. München-Wien-Baltimore: Urban & Schwarzenberg. 1976.

[133] Kurz, H., Neumann, H. G., Forth, W., Henschler, D., Rummel, W.: Allgemeine Pharmakologie. In: Allgemeine und spezielle Pharmakologie und Toxikologie (Forth, W., Henschler, D., Rummel, W., Hrsg.), S. 1. Mannheim-Wien-Zürich: Bibliographisches Inst. 1977.

[134] Lands, A. M., Arnold, A., McAuliff, J. P., Luduena, F. P., Brown, jr., T. G.: Differentiation of receptor systems activated by sympathomimetic amines. Nature (Lond.) *214*, 597 (1967).

[135] Langer, S. Z.: Presynaptic receptors and their role in the regulation of transmitter release. Brit. J. Pharmacol. *60*, 481 (1977).

[136] Lanser, K. G., Siemssen, S., Sill, V.: Practolol (ICI-50172), ein kardioselektiver Beta-Blocker? Z. Kardiol. *62*, 80 (1973).

[137] Leishman, A. W. D., Thirkettle, J. L., Allen, B. R., Dixon, R. A.: Controlled trial of oxprenolol and practolol in hypertension. Brit. med. J. *4*, 342 (1970).

[138] Lewis, B. S., Mitha, B. S., Bakst, A., Purdon, K., Gotsman, M. S.: Haemodynamic effects of beta blockade in hypertrophic cardiomyopathy using sectral (acebutolol: M & B 17803 A). Cardiovasc. Res. *8*, 249 (1974).

[139] Lijnen, P., Amery, A., De Plaen, J. F., Fagard, R.: Blutdrucksenkende Wirkung und Plasma-Renin-Konzentration während der Behandlung von Hypertonikern mit Atenolol oder Propranolol. In: Beta-adrenerge Blocker und Hochdruck (Ganten, D., Dietz, R., Lüth, B., Gross, F., Hrsg.), S. 100. Stuttgart: G. Thieme. 1976.

[140] Lohmöller, G., Lydtin, H.: Das hyperkinetische Herzsyndrom. Fortschr. Med. *89*, 864 (1971).

[141] Lown, B., Wolf, M.: Approaches to sudden death from coronary heart disease. Circulation *44*, 130 (1971).

[142] Lydtin, H.: Das hyperkinetische Herzsyndrom. Therapiewoche *20*, 2274 (1974).

[143] Magometschnigg, D., Bonelli, J., Hitzenberger, G., Kaik, G., Korn, A.: Decrease of peripheral resistance after acute intravenous application of a new beta-receptor blocking agent, bufuralol-HCl. Int. J. Clin. Pharmacol. *16*, 54 (1978).

[144] Majid, P. A., Sharma, B., Saxton, C., Stocker, J. B., Taylor, S. H.: Hemodynamic effects of oxprenolol in hypertensive patients. Postgrad. med. J. (Nov. Suppl.), 67 (1970).

[145] Maroko, P. R., Kjekshus, J. K., Sobel, B. E., Watanabe, T., Covell, J. W., Ross, J., Braunwald, jr., E.: Factors influencing infarct size following experimental coronary artery occlusions. Circulation 43, 67 (1971).

[146] Marsden, C.: Propranolol in neurocirculatory asthenia and anxiety. Postgrad. Med. J. 47, Suppl., 100 (1971).

[147] Masuoka, D., Hansson, E.: Autoradiographic distribution studies of adrenergic blocking agents. II. ^{14}C-Propranolol, a β-receptor-type blocker. Acta Pharmacol. 25, 447 (1967).

[148] Meesmann, W.: Angriffspunkte der medikamentösen Therapie der Koronarinsuffizienz. In: Die therapeutische Anwendung β-sympathikolytischer Stoffe (Dengler, H. J., Hrsg.), S. 75. (4. Rothenburger-Gespräch, 7. und 8. Mai 1971.) Stuttgart-New York: Schattauer. 1971.

[149] Meesmann, W.: Zur pharmakologischen Grundlage der antiarrhythmischen Therapie mit Beta-Blockern. In: Beta-Blockade 1977 (Mäurer, W., Schömig, A., Dietz, R., Lichtlen, P. R., Hrsg.), S. 333. Stuttgart: G. Thieme. 1978.

[150] Meesmann, W., Stephan, K., Schley, G., Gülker, H.: Zur Problematik einer Differentialtherapie der Arrhythmien beim akuten Herzinfarkt. Dtsch. med. Wschr. 100, 954 (1975).

[151] Meurer, K. A.: Die Bedeutung des sympathico-adrenalen Systems für die Reninfreisetzung. Klin. Wschr. 49, 1001 (1971).

[152] Michelakis, A. M., Caudle, J., Liddle, G. W.: In vitro stimulation of renin production by epinephrine, norepinephrine and cyclic AMP (33647). Proc. Soc., Exp. Biol. Med. 130, 748 (1969).

[153] Michelakis, A. M., McAllister, R. G.: The effect of chronic adrenergic receptor blockade on plasma renin activity in man. J. Clin. Endocrin. Metab. 34, 386 (1972).

[154] Morales-Aquilera, A., Vaughan-Williams, E. M.: The effects on cardiac muscle of beta-receptor antagonists in relation to their activity as local anaesthetics. Brit. J. Pharmacol. 24, 332 (1965).

[155] Moran, N. C.: Pharmacological characterization of adrenergic receptors. Pharmacol. Rev. 18, 503 (1966).

[156] Nager, F.: Die medikamentöse Behandlung der Angina pectoris. Rationale Grundlagen und praktische Durchführung. Schweiz. med. Wschr. 102, 1724 (1972).

[157] Nestel, P. J.: Evaluation of propranolol (Inderal) in the treatment of angina pectoris. Med. J. Aust. 2, 1274 (1966).

[158] Morris, R. N., Caughey, D. E., Scott, P. J.: Trial of propranolol in acute myocardial infarction. Brit. med. J. 2, 398 (1968).

[159] Parker, J. O., Digiorgi, S., West, R. O.: A hemodynamic study of acute coronary insufficiency precipitated by exercise. Amer. J. Cardiol. 17, 470 (1966).

[160] Paterson, J. W., Dollery, C. T.: Effect of propranolol in mild hypertension. Lancet 2, 1148 (1966).

[161] Prichard, B. N. C., Dickinson, C. J., Alleyne, G. A. O., Hurst, P., Hill, I. D., Rosenheim, M. L., Laurence, D. R.: Report of clinical trial from Medical Unit and M.R.C. Statistical Unit, University College Hospital Medical School, London. Brit. med. J. 2, 1226 (1963).

[162] Prichard, B. N. C., Gillam, P. M. S.: Use of propranolol (Inderal) in treatment of hypertension. Brit. med. J. 3, 725 (1964).

[163] Prichard, B. N. C., Gillam, P. M. S.: Propranolol in hypertension. Am. J. Cardiol. *18*, 387 (1966).

[164] Prichard, B. N. C., Gillam, P. M. S.: Treatment of hypertension with propranolol. Brit. med. J. 7 (1969).

[165] Rabkin, R., Stables, D. P., Levin, N. W., Suzman, M. M.: The prophylactic value of propranolol in angina pectoris. Amer. J. Cardiol. *18*, 370 (1966).

[166] Rahn, K. H., Hawlina, A., Kersting, F., Planz, G.: Studies on the antihypertensive action of the optical isomers of propranolol in man. Naunyn Schmiedeberg's Arch. Pharmacol. *286*, 319 (1974).

[167] Ramsay, I., Greer, S., Bagley, C.: Propranolol in neurotic and thyrotoxic anxiety. Brit. J. Psychiatry *122*, 555 (1973).

[168] Regardh, C. G., Borg, K. O., Johansson, R., Johnsson, G., Palmer, L.: Pharmacokinetic studies on the selective β_1-receptor antagonist metoprolol in man. J. Pharmacokinet. Biopharm. *2*, 347 (1974).

[169] Reimer, K. A., Rasmussen, M. M., Jennings, R. B.: Reduction by propranolol of myocardial necrosis following temporary coronary artery occlusion in dogs. Circulat. Res. *33*, 352 (1973).

[170] Richardson, D. W., Freund, J., Gear, A. S., Mauck, H. P., Preston, L. W.: Effect of propranolol on elevated arterial blood pressure. Circulation *37*, 534 (1968).

[171] Rivier, J. L.: Die Behandlung der Angina pectoris mit Betablockern. In: Die Betablocker — Gegenwart und Zukunft (Schweizer, W., Hrsg.), S. 201. Bern-Stuttgart-Wien: Hans Huber. 1974.

[172] Rodger, J. C., Sheldon, C. D., Lerski, R. A., Livingstone, W. R.: Intermittent claudication complicating beta-blockade. Brit. med. J. *1*, 1125 (1976).

[173] Roskamm, H., Skinner, J., Lesch, A., Wink, K., Schnellbacher, K., Schwendel, V., Reindell, H.: Die Kontraktilitätsreserve des gesunden linken Ventrikels bei körperlicher Belastung nach β-Rezeptorenblockade. Zeitschr. f. Kreislaufforsch. *61*, 802 (1972).

[174] Saameli, K.: Die pharmakologische Charakterisierung β-sympathikolytischer Substanzen. In: Die therapeutische Anwendung β-sympathikolytischer Stoffe (Dengler, H. J., Hrsg.), S. 3. Stuttgart-New York: Schattauer. 1971.

[175] Sarnoff, S. J., Braunwald, E., Welch, jr., G. H., Case, R. B., Stainsby, W. N., Macgruz, R.: Hemodynamic determinants of oxygen consumption of the heart with special reference to the tension-time index. Amer. J. Physiol. *192*, 148 (1958).

[176] Scales, B., Cosgrove, M. B.: The metabolism and distribution of the selective adrenergic beta blocking agent, practolol. J. Pharmacol. Exp. Ther. *175*, 338 (1970).

[177] Schirger, A., Hines, jr., E. A., Molnar, G. D.: Idiopathic orthostatic hypotension. J. Am. med. Ass. *181*, 822 (1962).

[178] Schönbeck, M., Krayenbühl, H. P., Wirz, P., Mahler, F., Rutishauser, W.: Wirkung von Isoproterenol auf die Hämodynamik und Kontraktilität des linken Ventrikels vor und nach Gubernal. Schweiz. med. Wschr. *101*, 1061 (1971).

[179] Seifert, J.: In: Leib und Seele. Ein Beitrag zur philosophischen Anthropologie (Seifert, J., Hrsg.). Salzburg-München: Anton Pustet. 1973.

[180] Seipel, L., Breithardt, G., Loogen, F.: Elektrophysiologische Effekte von Beta-Rezeptoren blockierenden Substanzen beim Menschen. In: Beta-Blockade 1977 (Mäurer, W., Schömig, A., Dietz, R., Lichtlen, P. R., Hrsg.), S. 337. Stuttgart: G. Thieme. 1978.

[181] Shand, D., Frisk-Holmberg, M., McDevitt, D., Sherman, K., Hollifield, J.: A dual antihypertensive mechanism for propranolol based on plasma level/ response relationships. In: Pathophysiology and Management of Arterial Hypertension (Berglund, G., Hansson, L., Werkö, L., Hrsg.), S. 175. Mölndal: A. Lindgren & Söner, AB. 1975.

[182] Sharma, B., Taylor, S. H.: Reversible left-ventricular failure in angina pectoris. Lancet *II*, 902 (1970).

[183] Shear, L.: Orthostatic hypotension: Treatment with sodium chloride and sodium retaining steroid hormones. Arch. Intern. Med. *122*, 467 (1968).

[184] Sloman, G.: Propranolol in management of muscular subaortic stenosis. Brit. Heart J. *29*, 783 (1967).

[185] Sloman, G., Stannard, M.: Beta-adrenergic blockade and cardiac arrhythmias. Brit. med. J. *4*, 508 (1967).

[186] Snow, P. J. D.: Effect of propranolol in myocardial infarction. Lancet 2, 551 (1965).

[187] Snow, P. J. D.: Treatment of acute myocardial infarction with propranolol. Amer. J. Cardiol. *1*, 458 (1966).

[188] Somerville, W., Taggart, P., Carruthers, M.: Addressing a medical meeting: Effect on heart rate, electrocardiogram, plasma catecholamines, free fatty acids and triglycerides. Brit. Heart J. *33*, 608 (1971).

[189] Sonnenblick, E. H., Ross, J., Braunwald, E.: Oxygen consumption of the heart. Newer concepts of its multifactoral determination. Amer. J. Cardiol. 22, 328 (1968).

[190] Sowton, E.: Betarezeptorenblocker bei hypertropher Kardiomyopathie. In: Die Betablocker — Gegenwart und Zukunft (Schweizer, W., Hrsg.), S. 239. Bern-Stuttgart-Wien: Hans Huber. 1974.

[191] Srivastava, R. K., Kulshrestha, V. K., Singh, N., Bhargava, K. P.: Central cardiovascular effects of intracerebroventricular propranolol. Eur. J. Pharmocol. *21*, 222 (1973).

[192] Starling, E. H.: Linacre lecture on the law of the heart. Cambridge, 1915. London: Longmans, Green & Co. 1918.

[193] Stern, S., Hoffman, M., Braun, K.: Cardiovascular responses to carotid and vertebral artery infusions of propranolol. Cardiovasc. Res. *5*, 425 (1971).

[194] Stephan, K., Meesmann, W.: Beeinflussung der frühen Arrhythmien nach akutem Koronarverschluß durch β-Blockade mit Practolol. Z. Kardiol. *63*, 603 (1974).

[195] Stephen, St. A.: Unwanted effects of propranolol. Amer. J. Cardiol. *18*, 463 (1966).

[196] Stokes, G. S., Weber, M. A., Thornell, I. R.: β-blockers and plasma renin activity in hypertension. Brit. med. J. *1*, 60 (1974).

[197] Strait, G. B., Bruce, R. A.: Non specific and beta-adrenergic blocking effects of alderlin in angina pectoris. Amer. Heart J. *70*, 150 (1965).

[198] Stürzenhofecker, P., Schnellbacher, K., Roskamm, H.: Cardiac output and filling pressures at rest and during exercise. In: Ventricular Function at Rest and During Exercise (Roskamm, H., Hahn, Ch., Hrsg.), S. 26. Berlin-Heidelberg-New York: Springer. 1976.

[199] Taggart, P., Carruthers, M.: Suppression by oxprenolol of adrenergic response to stress. Lancet *II*, 256 (1972).

[200] Taggart, P., Carruthers, M., Somerville, W.: Electrocardiogram, plasma catecholamines and lipids and their modification by oxprenolol when speaking before an audience. Lancet *II*, 341 (1973).

[201] Taggart, P., Carruthers, M., Somerville, W.: Intense emotional stress: effect of oxprenolol on the electrocardiogram, plasma catecholamines and lipids. In: New Perspectives in Beta-Blockade (Burley, D. M., Frier, J. H., Rondel, R. K., Taylor, S. H., Hrsg.), S. 287. Horsham: CIBA Laboratories. 1973.

[202] Tarazi, R. C., Dustan, H. P.: Beta-adrenergic blockade in hypertension: practical and theoretical implications of long-term hemodynamic variations. Am. J. Cardiol. *29*, 633 (1972).

[203] Tarazi, R. C., Dustan, H. P., Frohlich, E. D., Bravo, E. L.: Plasma renin and arterial pressure response to propranolol. Circulation *45—47*, Suppl. II, 70 (1972).

[204] Tarazi, R. C., Frohlich, E. D., Dustan, H. P.: Plasma volume changes with long-term beta-adrenergic blockade. Amer. Heart J. *82, 770* (1971).

[205] Taylor, S. H.: Mechanism of action of adrenergic beta-receptor-antagonists in angina pectoris. In: New Perspectives in Beta-Blockade (Burley, D. M., Frier, J. H., Rondel, R. K., Taylor, S. H., Hrsg.), S. 107. Horsham: 1973.

[206] Taylor, S. H.: Klinisch relevante Aspekte der Behandlung kardiovaskulärer Erkrankungen mit Betablockern. In: Die kardioprotektive Wirkung der Betablocker (Gross, F., Hrsg.), S. 78. Bern-Stuttgart-Wien: Hans Huber. 1976.

[207] Taylor, S. H., Meeran, M. K.: Different effects of adrenergic beta-receptor blockade on heart rate response to mental stress, catecholamines and exercise. Brit. med. J. *4*, 257 (1973).

[208] Thulesius, O., Gjöres, J. E., Berlin, E.: Beta-Rezeptor-Blockade und periphere Zirkulation. In: Beta-Blockade 1977 (Mäurer, W., Schömig, A., Dietz, R., Lichtlen, P. R., Hrsg.), S. 186. Stuttgart: G. Thieme. 1978.

[209] Török, E., Bajkay, G., Gulyás, A., Istvánffy, M., Matos, L.: Long-term propranolol therapy in essential circulatory hyperkinesis. Int. J. Clin. Pharmacol. *6*, 364 (1972).

[210] Ulmer, W. T., Lanser, K.: Propranolol und Pindolol bei chronisch-obstruktiver Atemwegserkrankung. Dtsch. med. Wschr. *101*, 1765 (1976).

[211] Ulrych, M.: Changes of general haemodynamics during stressful mental arithmetic and non-stressing quiet conversation and modification of the latter by beta-adrenergic blockade. Clin. Sci. *36*, 453 (1969).

[212] Ulrych, M., Frohlich, E. D., Dustan, H. P., Page, I. H.: Immediate hemodynamic effects of beta-adrenergic blockade with propranolol in normotensive and hypertensive man. Circulation *37*, 411 (1968).

[213] Van Durme, J. P., Pannier, R.: Prevalence and prognostic significance of ventricular dysrhythmias during the first year after myocardial infarction. In: Beta-Blockade 1977 (Mäurer, W., Schömig, A., Dietz, R., Lichtlen, P. R., Hrsg.), S. 286. Stuttgart: G. Thieme. 1978.

[214] Vaughan, W. E. M.: Mode of action of beta-receptor antagonists on cardiac muscle. Amer. J. Cardiol. *18*, 399 (1966).

[215] Vedin, A., Wilhelmsson, C., Tibblin, G., Wilhelmsen, L., Werkö, L.: Design of the study. In: Chronic alprenolol treatment of patients with acute myocardial infarction after discharge from hospital (Vedin, A., et al.). Acta med. Scand. *197*, Suppl. 575, 9 (1975).

[216] Waal-Manning, H. J.: Lack of effect of d-propranolol on blood pressure and pulse rate in hypertensive patients. Proc. Univ. Otago Med. School *48*, 80 (1970).

[217] Waal-Manning, H. J., Simpson, F. O.: Practolol treatment in asthmatics. Lancet *II*, 1264 (1971).

[218] Wagner, jr., N. H.: Orthostatic hypotension. Bulletin Johns Hopkins Hosp. *105*, 322 (1959).

[219] Wahlen, R. E., Cohen, A. I., Sumner, R. G., McIntosh, H. D.: Hemodynamic effects of isoproterenol infusion in patients with normal and diseased mitral valves. Circulation *27*, 512 (1963).

[220] Waldhäusl, W., Lewandowski, J. A.: Measurement of plasma renin concentration (PRC) using exogenous substrate and radioimmunoassay. Europ. J. Clin. Invest. *3*, 1 (1973).

[221] Walle, T., Gaffney, T. E.: Propranolol metabolism in man and dog: mass spectrometric identification of six new metabolites. J. Pharmacol. Exp. Ther. *182*, 83 (1972).

[222] Wettengel, R., Fabel, H.: Wirkung verschiedener β-Rezeptoren-Blocker auf die Ventilation bei obstruktiven Atemwegserkrankungen. Dtsch. med. Wschr. *95*, 1816 (1970).

[223] White, C. B., Udwadia, B. P.: β-adrenoceptors in the human dorsal hand vein, and the effects of propranolol and practolol on venous sensitivity to noradrenaline. Br. J. Clin. Pharmac. *2*, 99 (1975).

[224] Wiener, L., Dwyer, jr., E. M., Cox, J. W.: Left ventricular hemodynamics in exercise-induced angina pectoris. Circulation *38*, 240 (1968).

[225] Wilhelmsson, C., Vedin, J. A., Wilhelmsen, L., Tibblin, G., Werkö, L.: Reduction of sudden deaths after myocardial infarction by treatment with alprenolol. Preliminary results. Lancet *II*, 1157 (1974).

[226] Winer, N., Chokshi, D. S., Yoon, M. S., Freedman, A. D.: Adrenergic receptor mediation of renin secretion. J. Clin. Endocrinol. Metab. *29*, 1168 (1969).

[227] Winer, N., Chokshi, D. S., Walkenhorst, W. G.: Effects of cyclic AMP, sympathomimetic amines, and adrenergic receptor antagonists on renin secretion. Circ. Res. *29*, 239 (1971).

[228] Wirz, P., Rutishauser, W., Simon, H. J., Fricke, G., Turina, M.: Dynamik des linken Ventrikels beim Menschen unter Isuprel-Infusion. Schweiz. med. Wschr. *98*, 1226 (1968).

[229] Wolfson, St., Heinle, R. A., Herman, M. V., Kemp, H. G., Sullivan, J. M., Gorlin, R.: Propranolol and angina pectoris. Amer. J. Cardiol. *18*, 345 (1966).

[230] Zacharias, F. J.: Propranolol in hypertension: a 5-year-study. Postgrad. Med. J. *47*, Suppl., 75 (1971).

[231] Zacharias, F. J., Cowen, K. J., Prestt, J., Vickers, J., Wall, B. G.: Propranolol in hypertension: a study of long-term therapy 1964—1970. Am. Heart J. *83*, 755 (1972).